自分らしく生き、そして逝く

―高齢者医療のあり方を学ぶ―

仲　紘　嗣

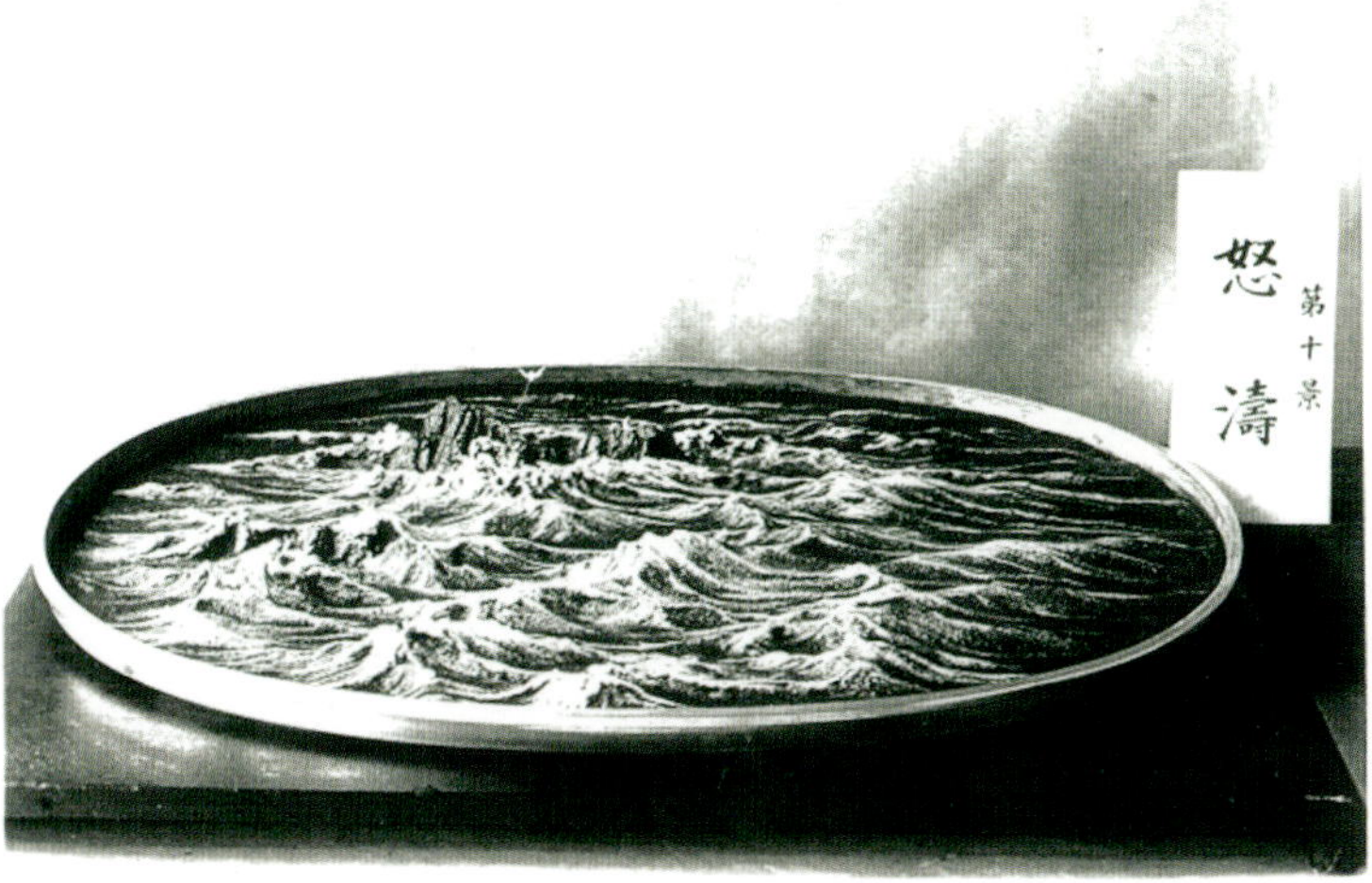

付図①　第 1 話 佐々木菊江さんの作品
三才流盤景・怒涛（14 頁）

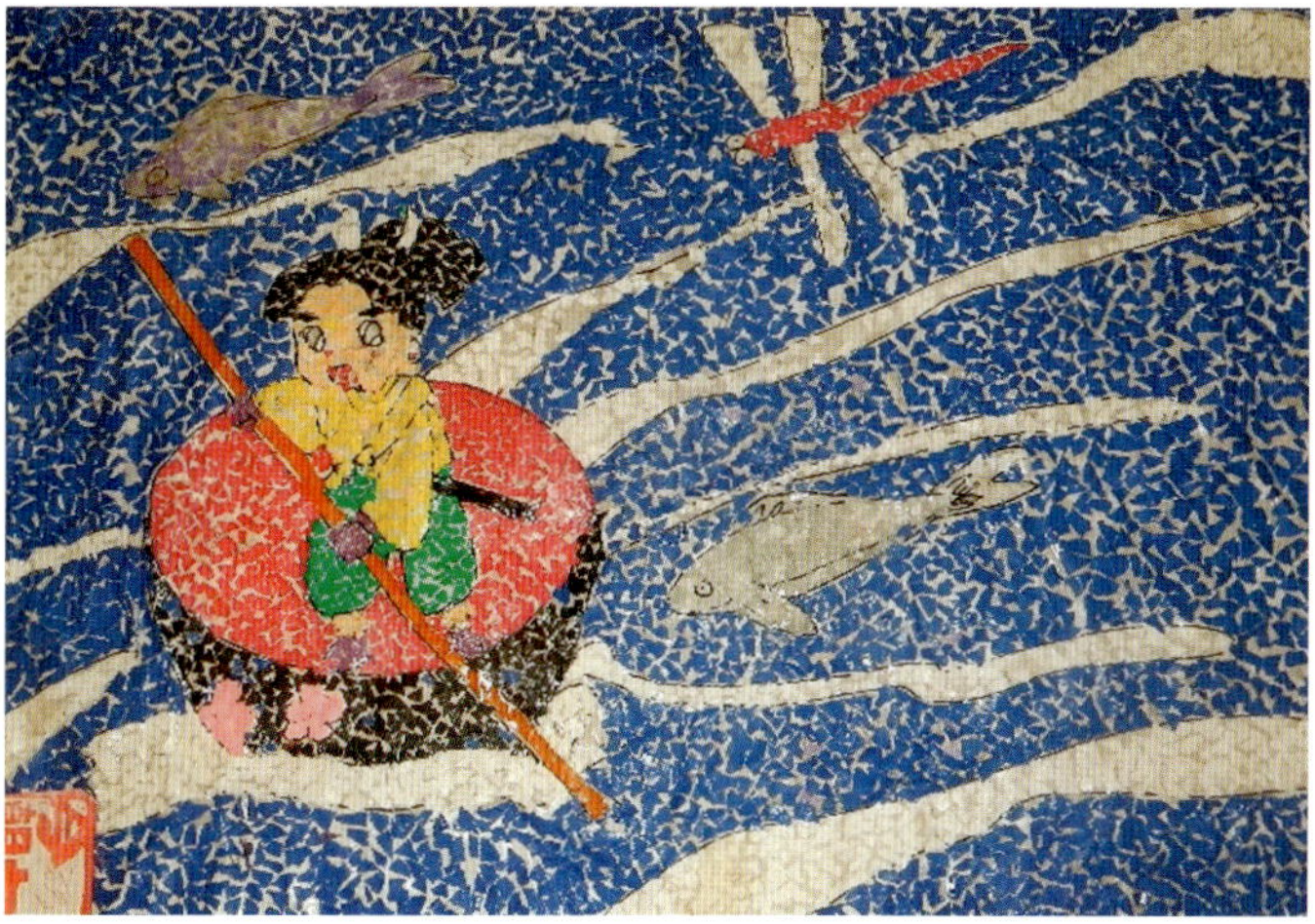

付図②　第 4 話 C さんの作品
貼り絵・一寸法師（29 頁）

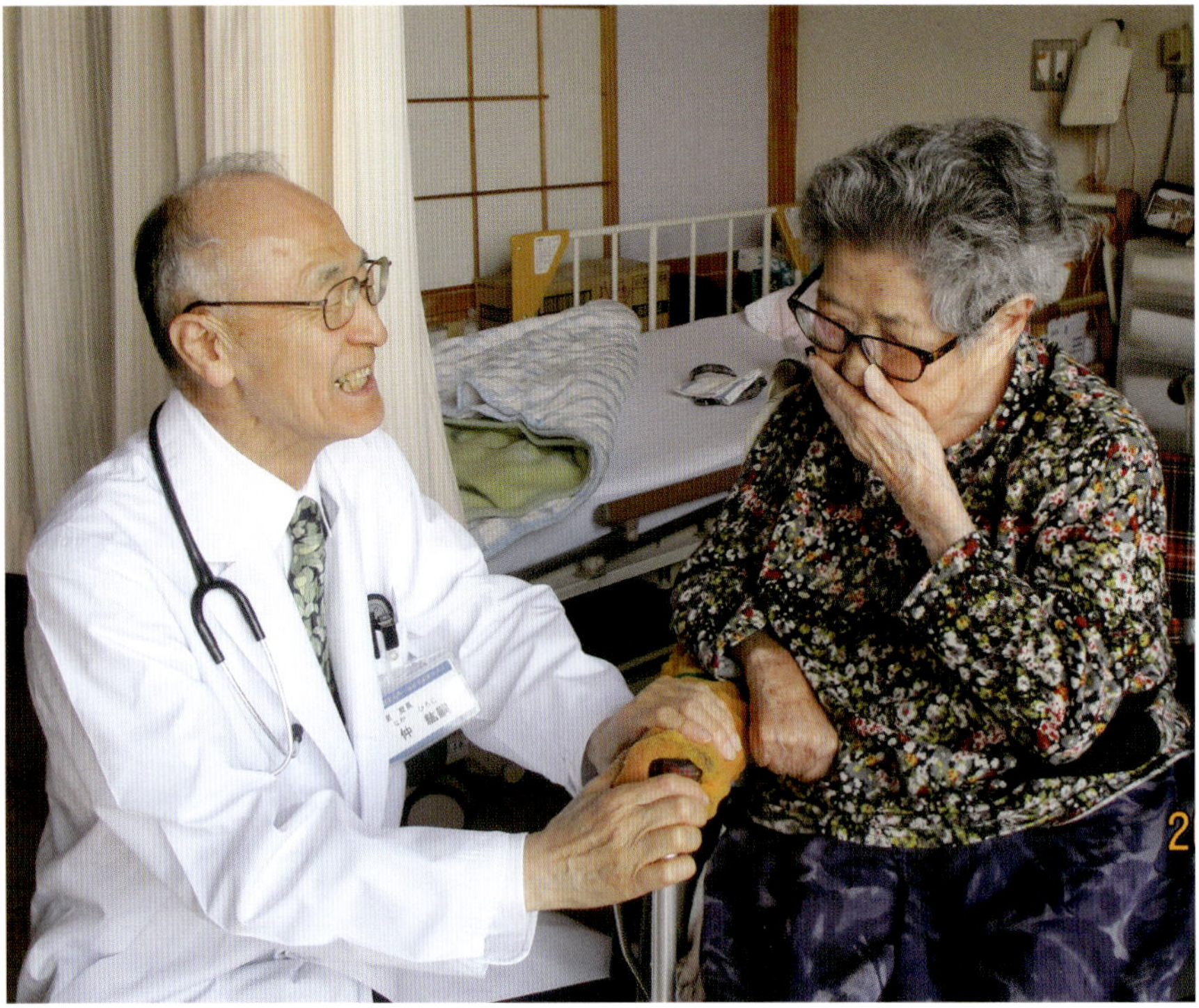

はじめに

社会福祉法人協立いつくしみの会　特別養護老人ホーム「かりぷ・あつべつ」（以下 特養かりぷまたは単にかりぷと略）は、約10年間の住民運動を経て、1994（平成6）年4月1日、札幌市厚別区に開設されました。施設名かりぷの由来は、かりぷあつべつ友の会が発刊した『朱《あけ》の輪《わ》が翔《と》んだ』(註1)によると、アイヌ語で輪を意味するとのことです。同書には、用地取得や市・国への陳情など建設運動が幾多の困難に直面しながら、粘り強く、大きな希望をもって取り組んだ様子がいきいきと記録されていて、現在読んでも感動します。

建設運動時代から託された施設の特徴は、その名にも表されているように、「輪になって（かりぷ）、一人ひとりを大切に（いつくしみ）、みんなで創る（協立）」ではないでしょうか。その創立の精神を引き継ぎ、当施設では、入居者さん・ご家族・家族会・地域の皆さんのご意見を踏まえ運営しています（巻末資料1）。

かりぷ開設以来、たくさんの方々がかりぷで過ごされ、また現在生活されています。そして、かりぷの施設としての主な役割は介護です。特養かりぷは入居者さんが「自分らしく」生活をする場です。

またほとんどの入居者さんに、重症度の違いはありますが、医療との関わりが生じます。病気やけがは直接いのちに関わることでもあり、特養における介護と医療は車の両輪とも言えます。

私は2010（平成22）年6月1日から、かりぷの医務室を担当し、以来、高齢者と向き合ってきました。そこで「一人ひとりの生き方」や「本人が望む医療とは」を考えることをせずには、適正な医療対応が出来ないのではないかと気づかされ、私の医療観も変わりました（特に第1話から第3話を経験して）。高齢者施設の介護・医療に身を置くということは、医療者だけではなく介護職他全職員が、「人間とは何か？」という根本的なテーマ、即ち極めて深遠な課題と取り組むことではないかと考えます。

かりぷの入居者さん一人ひとりが、いつも笑顔を絶やさない、まれに笑顔を見せてくれるなどを含めて非言語的メッセージや本人の望む医療・生き方といったことなど、それぞれ何かを教えてくれています。それは貴重な「贈り物」です。

本書は、かりぷでの25年を超える経験や、この8年間の「贈り物」に基づいて主に医療対応の面から、特養かりぷとはどんな施設なのかを分かりやすく記しました。

高齢者の介護・医療については、すでに著名な先生方が、その時期その時期の介護・医療状況を的確に指摘され、高齢者の立場を支持しながら、それぞれの著書(註2〜9)を世に問いかけており、世論形成に大きく貢献されています。

本書において、新たに付け加えることは少ないのですが、一人ひとりの異なった生き方をしている入居者さんを診ていると、その人固有の人生であると驚きをもって感じることが多く、是非多くの方に伝えたい気持ちが生じました。同時に二、三の新しい考えも付け加えることも出来たのではないかと思います。また一高齢者施設の、主に医療面からみた数年間にわたる記録としても残しておきたいと思いました。

なお、筆者は内科医（元消化器内科医）であり、心身医学に少々関心を持って診療してきた一人の医師です。宗教・哲学・倫理学はもちろん、高齢者医療の専門家ではありません。それでも、「人間とは」のテーマでは、専門ではない分野も少しばかり必要で、それらについても学び、筆者の診療理念も随時記載しました。ご批判・ご意見をお寄せください。

もっとも大切なことは、入居者さんが「どのように生き、どのような最期を迎えるか」であり、人間にとって最も大事です。それが本書で伝えたいことであり、この点については、高齢者の医療のなかでも、いのちに関わる主に三つの場面、

①口から食物摂取が困難になった場合

②救急搬送を検討しなければならない時

③さらに終末期の延命治療

を通して、ご一緒に考えていきたいと思います。これらの三つの場面に、いのちをどう考えるかが象徴的に表れており、医療問題だけでなく社会問題にもなっています。

入居者さんご本人の考え方と、ご家族および介護・医療者側の考えが一致していれば、「どのように生き、どのような最期を迎えるか」ということに関して、多分何の問題も生じないだろうと思います。

終末期の延命医療に関して、半数以上の高齢者が穏やかな最期を望んでいる一方で、実際に、介護と医療の現場に立ってみると、高度に進歩している医学医療への「信仰」に近い信頼を背景に、救命・延命の考えがかなり浸透しています。極端に言えば、いのちに対する両極の考え方があり、高齢者の医療や最期の迎え方に大きく影響しています。他の二つの課題も同様です。ご本人の考え方と、少なくない医師や多くの家族を含む国民の考え方の間に、かなり隔たりがあるのではないかと感じています。

日本人の死亡の8割近くは病院という現実は、前述の高齢者の希望はよほど意志強固でなければ実現し

がたいのが日本の現状です。当施設および筆者は、基本的に入居者さんの意見を尊重する立場で介護・医療を行なっています。

本書の第1章と第2章では、かりぷの主に医療分野の事例集としました。それぞれの背景を囲み文書で補足しています。当然ながら、入居者の皆さんはそれぞれ違った人生を歩んで来られており、入居後に出会う可能性のある医療課題も、またその対応も、一人ひとり異なっています。従って、すべての入居者さんの出来事を掲載しておきたいのですが、紙面も限られており、どうしても割愛しなければならなかった方々もたくさんいたことをお断りしておきます。介護職員の立場からすればもっとたくさんの「その人らしい」生き方があると思いますが、第4話では、医療にも関わる生活面からの5例としています。第6話から第12話の多くは、ご本人・ご家族の意思とはかけ離れた状況で、思わぬ最期を迎えた方々の事例です。医師という立場から、また高齢社会の到来という時代の流れからも、病院勤務時代には経験し得なかった事例も多々あり、やや事例が多くなりました。第13話は人生100年時代を経験した方々であり、参考にしてください。

第3章は、かりぷでの各種面談文書を掲載しており、入居者さんへの医療対応をどのように行なっているかを示しています。

一般的には「入所」が正しいようですが、ここでは「入居」といたしました。「退去」は「退所」と表現しています。一般書の多くでは図表・データなどを控えるようですが、本書では8年間のかりぷの主な出来事の記録を残しておきたいと思い、その一部を囲み文書と巻末資料に記載しています。
本書では、可能な限りご本人・ご家族の了解を得るようにいたしました。現入居者のお一人は姓名の記載の了解を得ています。退所者のなかの百寿者では、お名前のみ掲載（姓は略）し、その他の退所者については、プライバシー守秘の視点から、Aさん・Bさん・…、またはYTさん…などとしております。また、主旨を変えずに経緯の一部を変更しています。

2019（令和元）年7月1日

仲　紘嗣

◆自分らしく生き、そして逝く◆もくじ

第1章　自分らしく生きる

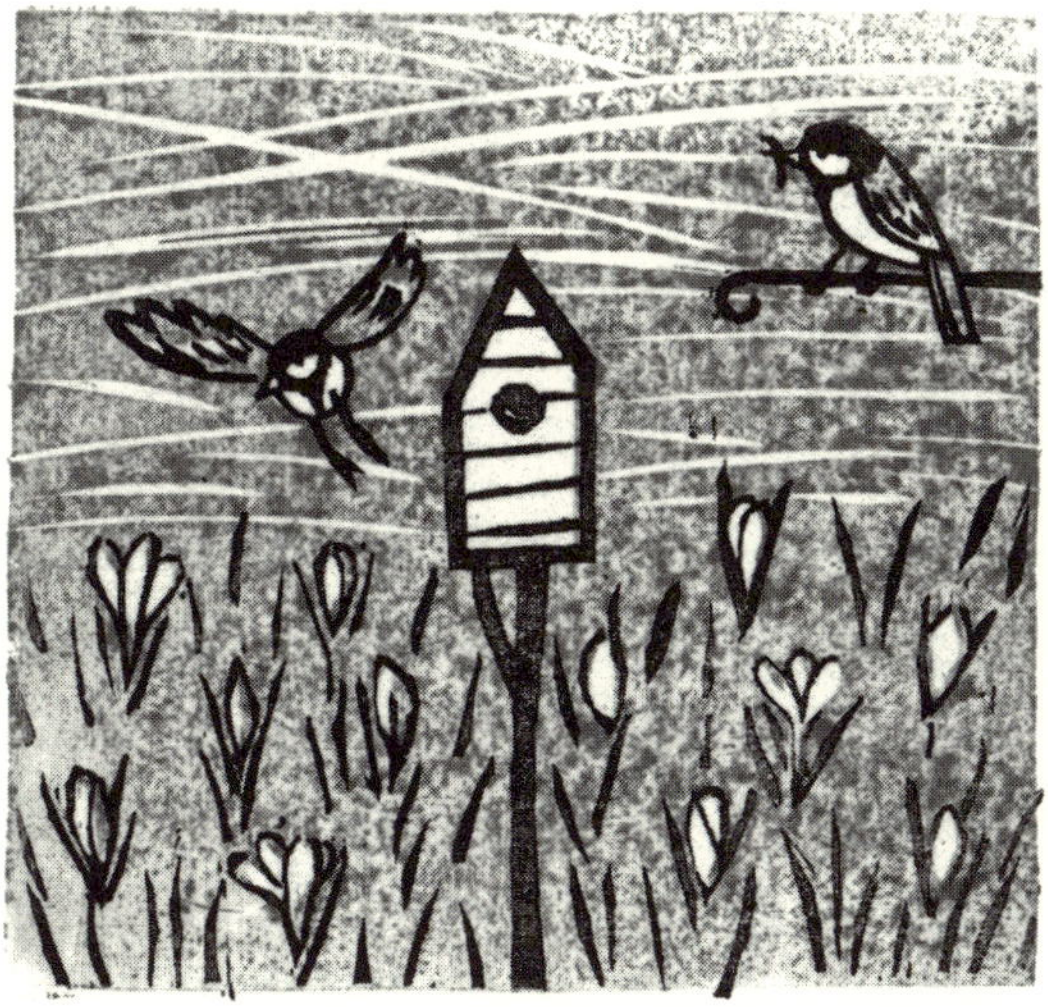

第1話
自ら延命医療は望まないと相談に来られた佐々木菊江さん

かりぷには、このような方がいらっしゃいます。かりぷ開設時からの入居者さんです。

私がかりぷに赴任して4年目（2014年）に、一職員を通して佐々木菊江さんからの伝言として「先生に話がある」とのことでした。数日後にご本人と面談し、ご本人の意思として「延命医療は望んでいない」と言われました。入居者さんご自身から自発的に、延命医療についてのお考えを聞いたことは初めてであり、私は大変驚きました。

数日後にその内容の「文書」（事前指示書に相当するもの）を作成し、再度ご本人と話し合い、署名していただきました。その後、二人の息子さんにもその「文書」を確認してもらい、基本的には、ご本人の意思を尊重するとのことでした。1年後および4年後（2018年）に、再確認も行っています。

菊江さんは67歳の時に脳梗塞（右片麻痺）の治療を、また翌年に婦人科がんの手術を受け、その後自宅療養されていました。子どもたちには迷惑かけたくないとの思いがあり、かりぷ開設の1994（平成6）年4月、73歳の時に自ら希望してかりぷへ入居されました。入居後は、右半身の完全麻痺があり、車椅子での移動ですが、言葉は何不自由なく、また、筆者が赴任した2010年以降、大きな病気をされることもなく、2019年6月現在、お元気で過ごしています。

特養施設に自ら希望して入居される方は少なく、多くは家庭での介護が困難になった時に、家族の事情で入居してくる場合が多いので、この点からも菊江さんの考えは際立ってしっかりしています。入居者さん自身が「どう生きるか」「最期をどのように迎えたいのか」という意思表示をしておくことは、とても大事なことです。

ただ、このような大事なことを、入居の時点で意思表示出来る入居者さんは半数以下と少ないのが現状です。そのような場合は、ご家族から、「ご本人が元気な時には、ご自身の生き方や最期をどのように迎えたいと思っておりましたか」との情報を得るようにしています。

しかし「最期をどのように迎えるか」という話は出来るだけ避けたいと考える人も多く、実際にはなかなか難しいテーマです。そういう状況を考えると、菊江さんの意思表示はとても貴重なご意見です。

施設・介護職員への信頼と心温まる的確なアドバイス

菊江さんからは、当施設の介護職員に対して、一貫して信頼を寄せていただいています。ここに心温まる的確なアドバイスをいただいた一場面を紹介します。

それは数年前のある日の出来事です。その日の深夜帯に介護職員が、一人の入居者Hさんの排泄介助(この方は、入居時から自己導尿をされていました)をして、ベッドに移ってもらった直後にその入居者さんの容態が急変しました。

この方には、入居後キーパーソンが後見人に変わったこともあり、事前に病状や今後のことについて丁寧に説明をしており、間もなく最期を迎えることはほぼ予測されていました（詳細は第5話に記しました）。たまたま主治医が出張中であり、また当初の予測より少し早く急変し、担当介護職員が「自分の対応がまずかったのか？」と悩んでいました。

その状況を知った菊江さんは、その介護職員に「そうではないよ。あなた方が日々私たちを看てくれているから、私たちは安心してここで暮らしているのだよ」とアドバイスしてくれたとのことでした。当初の予測より早く急変することは、医学的に言っても少なからずあることで[註1]、介護職員に何の落ち度もありません。担当した介護職員は、菊江さんからの言葉を受けて、長く考え込まずに通常の仕事に戻れて大変感謝していました。

私たちの組織の目標の一つに「共につくりあげていく」介護・医療を挙げていますが、菊江さんのこの時の言葉は、その意味でもとても貴重だと思います。

菊江さんは、「三才流盤景」（作品は口絵・付図①）の指導免許をお持ちです。かりぷに入居した頃の夏祭りには、その特技を活かした作品を出品し、収益はすべて施設に寄附して下さったことも記憶しておきたいことです（佐々木菊江さんは、2019年6月現在98歳5カ月）。

延命医療は望まない菊江さんのお話を紹介しました。当施設および筆者は、出来るだけご本人の意思を尊重する立場で介護・医療を行ないたいと思っています。

延命医療、高齢者にとっての最善の医療とは

菊江さんは、ご自身の生き方や最期をどう迎えるかを「延命医療は望んでいない」との一言で簡潔明瞭に述べています。その際、細部についてもご意見を伺おうとしましたが、ご本人の言葉を借りれば、「ごちゃごちゃしたことは好まない」とのことでした。このような生き方を望む方々にとっては、「延命医療は望んでいない」の一言で、ご本人の意思は充分伝わるのではないかと思っています。

延命医療と救命医療

実際の医療では、どのような場合延命医療となり、どのような場合救命医療となるのかという大変難しい問題があります。「延命医療」「救命医療」の項目は筆者が調べた範囲では医学辞典・国語辞典に掲載がなく、以下に示す通り「延命治療」、または単に「救命」のみです。ここでは、延命医療と延命治療はほぼ同義語で、救命医療は延命医療の対義語として用いています。

医師（医療者）の使命として、従来から現在も救命医療を当然視しています。

『南山堂医学大辞典・第19版・２００８年』の「延命治療」の項では「ターミナルケア」を参照とあり、その項では「ターミナルケアが登場した背景には、医療技術の高度化に伴う、末期患者に対する過剰医療や無理な延命治療の問題化があった」とあります（傍線は筆者）。

延命治療の具体的事例としては、１９７６（昭和51）年の米国であった、植物状態（現在は遷延性意識障害）で人工呼吸器が付けられた若い女性の両親が、娘の回復が望めないため、人工呼

吸器の取り外しを求めた裁判が初めてのようです[註2]。以降、人工的医療は進歩しつづけており、さまざまな問題を含みながら、人々はその恩恵を享受しています。これらの科学技術の進歩と生命倫理とのジレンマ[註3]（矛盾）は、超高齢化社会を迎えて大事な課題となっています。

救命医療と延命医療との間にある複雑さは、主に状況によっては救命医療にもなり延命医療にもなるという医療自体のもつ不確実性によるものと思います。さらに、延命医療を望まない考え方がある一方、終末期において元気な時に自身の意思を示していない場合が多いこともあります。また、救命医療を使命とする、あるいはそれを望む普遍的な考え方があり、かつ法的視点もあり一層複雑です。次項の日本老年医学会の「立場表明２０１２」が参考になると思います。

高齢者にとっての最善の医療とは

日本老年医学会から『高齢者の終末期の医療およびケア』に関する日本老年医学会の「立場表明」（２０１２年）が発表されており、その解説文書[註4]の一部を引用しておきます。

・高齢者の終末期の項

「終末期」を具体的な期間で規定することはせずに、「病状が不可逆的かつ進行性で、その時代に可能な限りの治療によっても病状の好転や進行の阻止が期待できなくなり、近い将来に死が不可避となった状態」とされています。

・高齢者にとっての最善の医療およびケアの項

「高齢者にとっての最善の医療とは、必ずしも最新もしくは高度の医療技術のすべてを注ぎ込むことを意味するものではない。特に高齢者においては…過小でも過剰でもない適切な医療…生活の質（ＱＯＬ：Quality of Life）を大切にする医療が最善」と考えられる。また、同時に、「何が最善であるかは、個々の価値観・思想・信条・信仰のほか、加齢による変化を含めた心身の状況によって異なるのは当然である」と指摘をしています（傍線は筆者）。

これらの考え方は、高齢者の終末期医療およびケアに関する日本の標準的な、あるいは新しい考え方でもあります。また一方、この考え方について否定的な考えの人々もいます。

この標準的な、また新しい考え方に基づいても、結局「どのような状態で、どのような時期であれば、救命医療と延命処置との区別を判断出来るのか？」という、特に老衰や認知症高齢者など、がん疾患でない場合の終末期をどの時点で判断するのかという、医療・介護現場における大変難しい状況があります。

前述文章の傍線部分（心身の状況）がその判断の一つの基準と考えられます。

そのように考えても生命倫理という別な視点から、さまざまな問題があります。

以下に、延命医療に関する新聞記事を紹介します。参考にしてください。

２０１９（令和元）年5月25日の朝日新聞「延命治療、どこまで望むか決めてる？」の質問に１７６７人の回答があり、「はい」が61％、「いいえ」が39％との報道でした。合わせて、「終末期の医療やケアを前もって話し合う取り組み」（アドバンス・ケア・プランニング＝以下ＡＰＣ）を知っているが19％と少ない一方、「もしもに備えるＡＰＣに賛成？」には87％が「はい」、13％が「いいえ」と答えています。自由回答では、「あらゆる手段を尽くした延命治療を望む」、「周囲への気遣い」など、それぞれ良く考え抜かれた回答をしています。記事は「医療への信頼がカギ」、「家族らに本音伝えて」の小見出しでまとめています（傍線は筆者）。筆者も傍線部分が大事だと思います。

ＡＰＣは、「将来に備えて、今後の治療・療養についての意思決定を支えるプロセス」(註5)とされており、内容は事前指示（希望）書とほぼ同じと考えて良いと思います。前者は専門職からの科学的根拠に基づいており、後者は患者・入居者自身の希望が中心になっていますが、ともにいのちに関わることへの事前の意思確認と筆者は考えています。

ただし、ご本人がいかなる状態にあっても、例えば終末期・看取り期であっても、苦痛が極めて著しい場合は、病院ではない当施設としては、搬送の選択をしなければならない場合もあります。このような方はこの8年間で1名しかいませんでした（第9話の事例ＫＭさん）。

延命医療を望まず自然な死を迎えることがこれほど難しくなったのは、皮肉にも医療の進歩ということになるでしょう。

第2話
本人の意思により2、3回目の救急搬送を拒否したAさん（女性）

初回の急性胆管炎による救急搬送

かりぷには、このような方がいらっしゃいました。

私がかりぷに赴任してちょうど1年目に、入居者さんの一人であるAさんにいのちに関わることもある病気が発生し、病院への救急搬送がその場の「最善」の医療と考え、ご家族と相談し搬送しました。この時点で96歳・自立歩行可、ご自身での食事摂取が可能でした。後日、分かったことですが、Aさんはこの搬送時に、救急車のなかで病院へ行くのは嫌だと、何回も言っていたとのことでした。

救急病院では当然ながら、精密検査と治療を兼ねて食道・胃を通り越して十二指腸まで挿入する十二指腸カメラを施行しました。軽い認知症もあったので、ご本人にとっては相当の苦痛であったと思います。

急性胆管炎の原因は、肝臓と十二指腸をつなぐ細い管である総胆管のなかに小さな結石が生じたためと考えられました。幸いその結石は十二指腸管腔へ自然排出し、11日後に無事元気で帰園しました。なおこの疾患は、高齢者に結構多いものです。(註1)

1年後の再発時には、救急搬送拒否

その1年2カ月後に再び同じ病気が発症し（この病気は採血結果でほぼ診断が付きます）、この時は、介護職員の目が届きやすいように個室に移っていただきましたが、ご本人は「なぜ、私の部屋を変えたのか」とご立腹でした。そういう状況でもあり、病院への搬送に関してご本人の考え・意思をお聞きしました。そうするとご本人から、搬送は「絶対嫌だ」との強い拒否の意思を明確に示されました。

もう少し詳細な経過を示すと、搬送しない点は受け入れるとした上で、「数日食事を摂ることは出来ません」と言うと、それも「嫌だ」となり、「では、3日間だけでは、どうですか？」には、「それなら良い」との結論に至りました。ご家族もご本人の意思に同意されました。幸いこの時も抗生物質の点滴等で、結石も自然排出して回復しました。

このAさんの事例は、私にはかなり衝撃的な出来事でした。この時を境にして、入居者さんが何を望んでいるのかを考えなければならないとの思いを強くしました。

三度目の急性胆管炎時も搬送拒否

ところがその3年後、Aさんが100歳7カ月になった時、三度目の急性胆管炎が生じて、この時は中等量の吐血も伴いましたが、この時もご本人から病院への搬送は絶対嫌だとのことで、ご家族も同意されました。ただし、ご家族には今回は救命出来ないとの予測で、看取り期ですとも伝えました。しかし、良性疾患でもあり、治療を続けていると、奇跡的に2週間後に治癒し、1年後には看取りを取り消したことも付け加えておきます。

3回目の胆管炎治癒後、2年4カ月目に老衰で亡くなるまで、食事は自分で可能でしたが、入浴はよく嫌がっていました。また車椅子での生活ではありましたが、おおむね穏やかな日々、「自分らしい人生の最終段階」を過ごされたと思います（死亡時102歳11カ月。以下、断らない限り事例の最後の年齢は死亡時の年齢）。

Aさんの例は、救急搬送時に、ご本人の意思を確認すべきであることを、私としては初めて気づかされた出来事でした。その後のかりぷでの診療に大きく影響を与えた大変印象深い、かつ、人間の生命力の不思議さを感じた一例でもありました。

一般に医師は、特に高齢の患者の診療場面で多いと思うのですが、その患者を救急搬送する必要がある場合、自分の判断が「ほぼ正しい」と判断し、時に本人よりも家族と相談し、実行に移すことがあります（自戒を込めて）。この点は近年、医師の「家父長的権威主義」として批判されてきました。

別な視点からみると、高齢者の医療選択においては、今日なお、日本（人）では本人の意見よりも家族、多くは子どもの意見が重んじられているように思います。これは本書全体の大きなテーマですが、「医療は誰のもの？」と考えずにはいられない事例が結構あります。

その背景には、一般に広く使われてきた「老いては子に従え」という言葉にあると考えられます。しかし、婦人を対象にした仏教・儒教の教えからきた封建時代の言葉であり、かつ現代の道徳観からみても、肯定しがたい側面があります。

第2話に関連して、ここでは当施設の救急搬送の対応を示しました。

当施設の救急搬送の対応

一般に、救急搬送を要すると医学的判断がなされた場合でも、老衰過程や、認知機能が著しく低下している場合は、既述の日本老年医学会の「立場表明2012」を基本とし、次に述べるような「高齢者の特性に配慮した」医療対応をしています。いずれの場合もご本人の意思確認は可能な限り行います。

第一に、出来るかぎりの情報を集めて、入居者さんの身体・精神状態を把握します。

第二に、入居者さんの身体・精神状態での病院搬送によるメリット（診断・治療して、少なくとも元の状態で帰園できる可能性が高い）・デメリット（入居者さんの居場所が変わる不安もあり、また診断・治療には、多い少ないはあるが苦痛を伴うこと、場合によっては一時的な身体拘束や望まない延命医療などが行われることなど）を想定します。具体的には、ほぼ元気な時の対応と、終末期を迎えている時の対応が異なること、つまり、ご本人の苦痛が著しい場合を除いて、「いかなる場合も救命医療を」との立場は取らない考えでいます。

第三に、ご本人およびご家族にとっても、前述の第一、第二に掲げた課題への意思表示は大事で、最終的には「救命・延命医療を希望するのか」「延命医療を望まない」とするのかの選択が求められます。ご本人・ご家族の希望を踏まえ、最終判断いたします。

このように、一人ひとりの入居者さんに生じる、いのちに関わる大事な局面で、ご本人への最善の医療を行うことは、大変複雑で難しいことです。

近年、終末期の救急搬送や心肺蘇生は望まぬとの意思を示す高齢者も増えています。Aさんの事例の他、たとえば朝日新聞の記事「救急蘇生　葛藤する現場」（2016年4月14日）「心肺蘇生望まぬ」（2018年9月6日）など。

さらに2019年6月25日の同新聞報道で、「蘇生中止容認広がる　52消防本部の25%　処置望まぬ場合」とあり、高齢者の救急医療の在り方が議論されています。

一方、心筋梗塞や脳梗塞などの専門的診断・治療を要する場合や、何よりも苦痛が著しい場合は、やはり搬送が必要になります。日本の多くの医療関係者が救命医療に対して真摯に取り組んでいることに感謝しており、かつ敬意を表しています。(註2、註3)

※当施設の救急搬送回数や実人数、および救急搬送先での死亡などについては、巻末資料2にて紹介します。

第3話
胃ろうを最期まで嫌がっていたBさん（女性）

子どもたちの希望で胃ろうを造設

かりぷには、このような方がおられました。Bさん（80代）は、私が赴任する前年に体調を崩し病院に搬送され、口から食事を摂ることが困難となりました。胃ろう造設の検討がなされ、病院の医師・看護師が別々に本人の意思を確認したところ、2回とも明確に「嫌だ」との意思表示をしていました。

しかし、体の不自由な母親に苦労をかけながら育ててもらった子どもさんたちは「何としても長生きしてほしい」と胃ろうを希望しました。

胃ろうをつけて帰園した後は、水分・栄養剤を注入する毎に手足を激しく動かし、抵抗し続け、他界するまでの2年7カ月間嫌がっていました。

高齢の入居者さんには、人工的水分・栄養補給法をすでに選択している人々を除いて、徐々にまたは急速に口から食物を摂ることが困難になる「経口摂食困難」が少なからず生じます。

原因としては、老衰または認知機能低下に伴う自然な摂食困難による場合が多いです。また、何らかの感染症罹患のあと、または救急搬送を必要とするような大きな病気のあとに生じる一時的または持続する摂食困難もあります。

これらの状況が生じた時、または事前に、ご本人・ご家族は「自然な状態で過ごしたい」あるいは「自然に過ごしてほしい」のか、または「人工的水分・栄養補給法」を希望するのかのご希望をお聞きします。介護・医療者側からの情報提供もいたします。

ご本人・ご家族・介護医療者側それぞれの見解が異なる場合は、面談を繰り返し三者の共同の意思決定を目指します。

この経口摂食困難に関しては、たくさん考えなければならないこと、判断が難しいことなどがあります。このような時期に至ったら、入居者さんおよびご家族に、改めて文書でご説明しています。

当施設および筆者は、ご本人が人工的水分・胃ろうの他、経鼻栄養法、中心静脈栄養法の栄養補給法を望むのか、どう生きたいのかという意思の有無を大事にしています。従って、ご家族が本人の意思を尊重できるかという点にも関わります。経口摂食困難時の、当施設で可能な医療対応は胃ろう、正確には、経皮内視鏡的胃ろう造設術・Percutaneous Endoscopic Gastrostomy（以下ＰＥＧ）のみです。

もっとも、前記と異なる見解もあります。現代の日本においては、ご本人の状態がどうであろうと、またご本人の意思が分からなくても、「人工的水分・栄養補給法」を標準的医療または生活手段として考えている法学者もおられます（註1）（但し、上記は同書第20講・尊厳死の項での言及です）。

２０１０年前後は、高齢者が口から食物を摂ることが出来なくなったら、多くはご本人の意思を確かめることなく「人工的水分・栄養補給法」（この当時、多くは胃ろう）が当たり前という時代背景があり、少なくない高齢者が希望しない医療を受けて、時に苦しんでいたことも推測されます。（なお、ＰＥＧに関する、当施設の状況、日本・欧米の状況は、巻末資料３に掲載しました）。

Ｂさんの事例では、ご家族の心情も良く分かりますが、ご本人の意思を尊重すべきであったと思います。

❖高齢者の医療選択と本人の意思決定

今日、高齢者が増加してきており、当然ながら高齢者が医療に関わる頻度も増えてきていきます。高齢者医療に限ったことではありませんが、従来のような医師が良かれと考える医療は、必ずしもご本人が望んでいる医療ではない場合もあります。そのような状況にあって、高齢者の、特に認知機能の低下している人々の意思を尊重することが大事であるとの考えのもとに、「医療選択と意思決定支援」が重要なテーマになっています。

このテーマについては、成本迅氏他(註２)が詳しく論じています。意思決定には、情報の「理解」、置かれた状況の「認識」、「論理的思考」、「選択の表明」の四つの構成要素があり、「これらを患者が自らのものとして実現できるように支援することが目指されている」と指摘しています。

医療選択能力については、認知機能低下が中等度までなら可能とも、一方、小川朝生氏はＨＤＳ-Ｒ（改訂長谷川式簡易知能評価スケール）等の得点と意思決定能力とは必ずしも一致しないとも指摘しています。そして「認知症が進行しているとしても、本人の好みや希望を表現することは可能である。実際の臨床においては、…普段の生活を丁寧に観察することが本人の希望を確認するうえで役立つ」(註3)とも指摘しています。

また山鳥重氏は「意思とは…観念・感情の複合体」「意思のもっとも重要な働きは未来に向かって自己の行動の舵を取り続けること」(註4)と述べており、意思決定には「知」だけでなく「情」も絡んでいると思われます。

人間の意思決定について成本氏は、変わることもあり鵜呑みに出来ないことも指摘しています。この考えは、ご家族あるいは医師の間からも結構聞かれ、実際に経験することもあります。しかし、筆者が特養で診療してきた範囲での実感としては、認知症高齢者が医療選択の意思決定をしなければならない時には、認知機能の低下が非常に高度であっても、短い時間で入所者自身の生活を振り返り「正しい」選択をしているのではないかと受け止めています。それはたとえ周囲から見て、あるいは医学的に正しくないとしても、本人には「正しい」選択だということです。

ここで、筆者が2015年5月現在で、「かりぷ入居者の医療選択と本人の意思」をHDS-R値とFAST値に基づいて集計した結果を示しておきます。結論は、重度の認知症でありながら「はじめに」で示した三つの医療選択に対して約4割の入居者さんが拒否的意思表示をしていました(詳細は、巻末資料4を参照)。この意思決定と医療選択能力との関連については、認知機能低下が中等度までなら可能とする従来の説と異なっております。このテーマについて(註2)

は、筆者の調査時期と同じ時期に、大井玄氏が『呆けたカントに「理性」はあるか』にて意思決定における情動の役割をより専門的かつ詳細に論じております[註5]。

認知症高齢者の終末期医療に携わってみて、人生の最終段階における医療選択時の強い意志は「身と心からの叫び」と思われ、人間の尊厳として捉えるべきではないかと思います。この「医療選択と意思決定支援」は特に重要と思い、主に拙著論文[註6]から抜粋、加筆しました。

さらに、意思決定における情動の関わりについて、以下の書物を取り上げたいと思います。『デカルトの誤り　情動、理性、人間の脳』[註7]では、人間の意志決定には情動が大きく関わっていることを、訳文中の「意志決定」という言葉で、筆者の集計では73回使って説明しています。

桑原達郎氏は「病識欠如…ゆえの身体治療拒否…」[註8]に言及しており、同論文「おわりに」にて、確かな回答はないと述べています（傍線は筆者）。桑原論文の事例はどこの施設でも起こり得ることであり、かつどこの施設でも苦慮する事例であり、貴重な指摘です。筆者の考えでは、意思決定を認知機能だけで判断することには限界があり、情緒的側面からも検討することにより、前述の傍線部分はある程度解決するのではないでしょうか。

高齢者の医療選択における意思決定には、知的機能だけではなく情動も関わっています。また、それ故に、認知機能が低下していても、嫌なことは拒否することが出来るのです。

第4話　入居者さんたちの趣味と施設での役割

入居者さんたちの趣味と施設での役割は、どちらかと言えば、施設での生活・介護分野に入ります。従って、これらのことは直接的には、いのちには関わらないのですが、精神身体の生きる力に寄与しているとも考えられ、数人の事例を紹介します。

入居後、貼り絵（ちぎり絵）を覚えたCさん（男性）

入居時82歳。しばらく週3回のデイケアで過ごした後、かりぷに入居されました。貼り絵をどういうきっかけで始めたかは不明ですが、その月のテーマに合わせ、新聞紙一面の大きさの下絵の線引きを介護職員が行いその後、日中の多くの時間を使って、本人が数種類の色紙を小さくちぎって糊付けしていくという根気のいる作業を続け、作品に仕上げていきました（口絵・付図②・ご本人のHDS-R値は13／30でした）。

睡眠時間、食事時間、おやつ時間以外は、ほぼ貼り絵に集中しており、その粘り強さには、職員一同感心していました。また、作品は素人ながらなかなかの出来栄えで、施設のホールの壁に、次の月まで飾られました。途中、転倒による右の鎖骨骨折が生じ、貼り絵が出来ないと涙ぐんでいました。

入居3年半後に脳幹部脳梗塞が生じ、胃ろうを付けて再入居

Cさんは持病として高血圧症もあり、降圧剤の治療を継続していました。しかし、入居3年半後に、脳幹部脳梗塞が生じ、脳外科病院へ入院となり、脳外科入院の5カ月後に胃ろうを付けて再入居となりました。胃ろうを付ける前に、ご家族には胃ろうについての説明はしていました。残念ながら、帰園1カ月後に肺炎にて最期を迎えました（86歳9カ月）。

後で分かったことですが、胃ろうは「生きていてほしい」との思いと、療養型病院での医療費は本人の年金で賄えない等の経済的理由で、かりぷに戻るためであったと、息子さんが涙ながらに話されました。

かりぷでは、毎月の行事がありますが、入居者さんは日中基本的にそれぞれの人に合った過ごし方をしていただいています。

特に、認知症の周辺症状、現在は正確には「認知症の行動と精神症状」（ＢＰＳＤ＝Behavioral and Psychological Symptoms of Dementia）を回避する一つの対応策として、出来るだけ活動的に過ごすことが大事であるとの報告もあります[註1]。

ＢＰＳＤの発症には、その人個人の持っている医学的背景もあります。多分Cさんには、そのような症状は出なかったと思われますが、貼り絵もＢＰＳＤ予防の一要因であったように考えられます。

オルガンの趣味を活かして、歌の輪を作ったDさん（男性）

オルガンの趣味をどのように会得していたのか？

午後の自由時間に、Dさんのオルガンに合わせて、他の入居者さんと一緒に童謡・小学唱歌などの唄を歌い、和やかなひと時を提供してくださいました。

2年近く入居していただきましたが、ある年の正月3日に左大腿骨骨折をし、一度は救急搬送し入院もしましたが、高齢であり手術はリスクが高いとのことで帰園し、急速に衰弱し最期を迎えました（91歳3カ月）。

肺がん末期の呼吸苦が、中学生が奏でるフルート演奏でおさまり、穏やかな最期を迎えたEさん（男性）～音楽の力（1）

Eさんは脳梗塞2回、脳出血1回の既往があり、入居前には大腸がん・膀胱がんの手術も受けていました。入居後4年くらいは、ほぼ落ち着いて過ごしていました。その後、肺炎・腸閉塞を2回繰り返し、搬送時に進行性肺がんが見つかりました。最期は肺炎も合併し、多少の呼吸苦の症状は出ますと家族には伝えていました。

かりぷでは施設内のホールで年1回、近くの中学校の生徒さんのボランティアによって吹奏楽演奏会が開催されています。

ある年、演奏会が終わった後で、ホールまで出ていくことが出来なかったEさんのために、3人の女子生徒が、彼の個室でフルート演奏をしてくれました。その演奏中から、苦しそうな呼吸は徐々に穏やかになり、演奏者が帰った後も著しい呼吸苦はなく、演奏から約10時間後に、穏やかに最期を迎えました(86歳)。

音楽には、病のなかにいる患者さんの苦痛を和らげる力があることの一例です。中学生の皆さん、ありがとうございました(この項は、前施設長田名部みどり氏の記録を一部抜粋・改変させていただきました)。

音楽の力で本当の姿を見せたFさん(女性)~音楽の力(2)

普段、食事時間以外は、机に伏して過ごすことが多いFさん。私が赴任して1年くらいは、そのような人なのだと思っていました。ところがその後、施設内で民謡などの音楽会があり、50~60名の入居者さんたちが集まって聞いていました。私が診療の合間にその場を覗くと、両手を叩いて喜んでいる、生き生きとしたFさんの姿がありました。この時初めて、この人の本当の姿を見せてもらったと思いました(93歳)。

施設の入居者さんへ、出来るだけ関心を持ってもらえるような企画(巻末資料7)を行っていますが、人的余裕もなく出来ない場合も多くあります。一方、自らの活動にはあまり関心がなく、どちらかと言うと、ひっそりと過ごしている人も多くいます。認知機能が低下している場合は、特にそうなりやすいのですが、ご本人の真の姿は隠されていることに気づかされた一例でした。

『死すべき定め』(註2)の中に、米国のある高齢者施設に赴任した医者が、ある日突然、百羽の鳥、数匹の猫・犬を施設で飼いだしたら、いつもはほとんど寝ている高齢者が、生き生きと動物の世話をしだしたとの報告があり、筆者がこの本で一番驚嘆した場面として思い出されます。入居者さんの多くは、本当は言葉は悪いが「寝たふり?」をしているのかもしれません。

望まない入居であったが、「朝顔を育てる」役割を見出したGさん（男性）

妻の緊急入院により、当施設で2カ月のショートステイ利用を経て、入居を余儀なくされたGさんは、大卒の高学歴者でした。入居当初、施設の玄関の開け方を覚え外に出ることもありました。入居5カ月目ころは、「慣れたわけではない。仕方ない。帰れるなら帰りたい」と言っていました。

入居後、1年半くらい経過した頃から、廊下に置かれている鉢植えの花を見て「枯れているから水をやってくれ」、また庭の朝顔を見て、朝顔のネットが「たるんでいたら駄目なんだ。植物っていうのは、だいたい左巻きなんだ」という指摘もしていました。結果的に、徐々に職員に花の育て方を指導することが自分の役割と考えるようになっていったようです。師匠ぶりを発揮した発言も多くなっていました。

入居前に一時、前立腺肥大で通院していましたが、入居時には受診も服薬もしていませんでした。血液検査での前立腺がんの指標（ＰＳＡ）値は、入居時は正常範囲でしたが、入居2年目頃から基準値を大きく超えていることが分かりました。何度か病院への受診を勧めましたが、拒否していました。入居3年目を迎える前に、右腰部に広範囲の帯状疱疹が生じ、抗ウイルス剤の内服と軟膏処置を続けていましたが、食事・水分摂取が出来ない状態が続き、改めて病院への受診を勧めました。元々病院嫌いということもあって、同意されませんでした。死亡6日前に、ＰＳＡ値の一層の上昇と食事摂取が出来ず、家族へ看取り時期と告げました。死亡前々日と前日にそれぞれタール便（上部消化管からの出血）と吐血状態になり、この時も病院を勧めましたが、行く意思は示しませんでした（91歳1カ月）。なお、ＰＳＡ値は良性疾患でも数十まで上昇することがあります。

この事例では、終末期の医療対応が不十分。つまり、帯状疱疹後の食事摂取困難時期に、本人が嫌だと言っても搬送すべきではないかと思われるかもしれません。しかし、進行した前立腺がんへの治療も拒否していた経緯もあり、ご本人の意思に沿うことが大事であると、ご家族の同意も得て、施設での看取りとしました。

かりぷでの自分の役割を見出し、最後まで病院嫌いを通し続け、Ｇさんらしく過ごしました。（この項は元職員内藤昭子氏による介護支援専門員の発表原稿から一部抜粋・改変させていただきました。）

なお、筆者赴任前の２００１年に、85歳になられた一人の入居者さんがエッセイ『朱の輪のバラード[註3]――特養ホームに暮らして――』を自費出版されており、記録に残して置きます。

２０１６・２０１７（平成28・29）年から各1名、計2名の理学療法士が就業しております。主に入居者さんの理学療法分野で活躍しており、診療にも適切なアドバイスを受けています。入居者さんの生活・介護と医療の架け橋となって活躍され、感謝しています。

介護（医療）にあたっての基本的な考え方（理念）

「はじめに」でも述べたように、介護と医療は車の両輪であります。私も当施設に赴任してから、介護の理念には関心を持って介護職員と学んできました。第4話は主に介護分野の話題となっており、ここで、私たちがどのような立場で介護・診療を行なっているかについて、「パーソン・センタード・ケア」、「ユマニチュード」の二つの介護理念を紹介し、お伝えします。

高齢者の場合、認知機能の低下が大きな医療・介護の課題であります。脳の加齢現象と関連した多くの研究があります。高齢者の医療の選択に関して、ご本人の意思をどう考えるかという最も大事なことがあり、この点は本書26～28頁で触れました。

認知機能の低下があってもなくても、人間としての人格を尊重することが、介護・医療の基本で、最も大事なことです。

認知症診断は「知的機能」を中心におこなわれており、人間の他の側面「情（緒）」「意（思）」は評価されていません。この情緒・意思を無視した疾病観・人間観には、認知症患者・入居者さんへの偏見・蔑視が入りこみます。

「介護される・介護する」という関係でなく、介護・医療は双方（介護・医療者と利用者）で創り上げていくという視点が大事です。また職場では、職種・役職の上下に関係なく、疑問が生じた場合、話し合う民主的雰囲気が大事です。

「パーソン・センタード・ケア」（その人を中心としたケア）の介護理念

認知症の人々の知的機能だけをみるのではなく、人間の全体像とその人格を認め、尊厳に配慮する介護・医療が提唱されています。[註4]

この理念は、トム・キットウッド（Tom Kitwood）が提唱し、その考えの源《みなもと》は心理療法家カール・ロジャーズ（Carl Rogers）の「クライアント（来談者）中心療法[註5]」に由来しています。トム・キットウッドは、現代社会を「認知脳力を重視しすぎる社会[註4]」と警鐘を鳴らしているとのこと。

「パーソン・センタード・ケア」の理念は、日本老年精神医学会においても推奨されています。

「ユマニチュード」（人間らしく）

また、近年と言っても、20年くらい前から「ユマニチュード」（人間らしさ）というフランス発の介護理論・実践も紹介されています。こちらは、「人間らしさを取り戻す」ことを介護理念[註6]としているとのことです。

高齢者医療に携わることは「人間とは？」という深遠な問いに身を置くことと考えていた私には、たくさんの介護関連書物があるなかで、かなり核心をついた理念と思われました。

人間性という哲学を介護理念として、具体的には、日常一般の人々のなかで行なわれている基本的な四つの動作（前掲書では以下を「柱」と表現しています）「見る」「話す」「触れる」「立つ」を、ユマニチュードの技術と提唱しています。

私が「ユマニチュード」介護に注目しているのは、認知症終末期に生じる手足の拘縮は治らないものと考えていたところ、ユマニチュードの講習を受けて実践した「家族の声2」では改善したと報告があり、大変驚いたことにもよります。確かに、施設での入居者さんの生活は、四六時中緊張を身に受けて過ごしており、その緊張を取り除くことが拘縮改善につながるとすれば、試みる価値はあると、私は受け止めました。

「哲学」「技術」「優しさを届ける」ことがユマニチュードの目的と記されています。介護に余裕がないと難しいことですが、私たちも是非身に付けたい理念・技術と思います。

「パーソン・センタード・ケア」、「ユマニチュード」の二つの介護理念・技術の習得は、いずれも正規の講習を受けて学ぶことが大事と言われています。

第5話
幾つかの重い病気に加えて胃がんが見つかったHさん（男性）

●たくさんの病気を抱えながら、新たに胃がんがみつかる

Hさんは、当施設開設以来の入居者さんで、入居前に四度の脳梗塞（左片麻痺のみで後遺症はあまりなかった）、入居後心筋梗塞治療2回および急性胆のう・胆管炎で胆のう摘出術などの病歴のほか、前立腺がんの治療を泌尿器科に通院しながら行なっていました。また、肺気腫も合併していました。ご本人の認知機能は、改訂長谷川式簡易知能評価スケール（HDS-R）で30点中13点と中等度の低下はありましたが、医療選択の判断は可能でした。

入居後半に近親者が亡くなり後見人制度による「補助人」も設定されたので、その後の医療対応では、ご本人に丁寧に説明するようにもなっていました。

その時点で、「高齢者ケアと人工栄養を考える」（註1）を読んでいただき解説もして、「病状変化時の対応・延命処置への希望事項」（註2、3）の作成も行っていました。この時、「最期はコロリと逝きたいね」とも話されていました。

その直後くらいに、貧血の精密検査で関連病院へ入院し、早期胃がんが見つかりました。胃の上部であったことと、がんの最大径3㎝大と、前述した各種の持病をも加えると、がんの外科的手術や内視鏡的摘出術も抗がん剤治療、放射線治療もかなりリスクが高いことが分かました。本人への病状説明と治療選択、それぞれのリスクおよび治療は受けないという選択（この場合の予後は3年くらい）もあることを二度にわたって面談し、改めて「病状変化時・受診時の確認書（延命処置の希望項目を含め）」を文書で交わしました。

その後、徐々に衰弱し、最期は急速に訪れた

その後2年くらい穏やかに過ごしていましたが、貧血が進行し、体調不良・食事摂取が難しくなり、確認書に唯一選んだ輸血を希望され、関連病院で短期の入院をし、治療を行いました（死亡2カ月前）。帰園後、2年前の確認書の再確認の面談を致しました。

死亡4日前には、貧血および低タンパク血症を含めて心不全状態となり、利尿剤にて対応していました。この時点で、病院への搬送希望を聞きましたが、その希望はありませんでした。11月3日の深夜、排泄介助をしてもらった後、ベッドに戻った時に急変（呼吸停止）しました（83歳3カ月）。

Hさんの例は、私が出張中の急変で介護保険上の「看取り」とはなりませんでしたが、繰り返しご本人の意思を確認しておりかつ、「最期はコロリと逝きたいね」との2年前の発言が真意であれば、過剰な延命医療も受けず、理想的な「看取り」でした。

事前指示書について

自分はどんな最期を望むのかの意思を表明しておくことも必要な時代です。ここで事前指示書について触れます（最近は希望書とも言われています。）。

事前指示書については、第1話でも紹介したように、最近は「延命医療は希望しない」と一言残しておく方が、本人の本当の意思を伝え、希望にそった最期を迎えることになるのではないかと思っています。

実際に、宮本礼子先生監修の「私が望む終末期医療への意思表明」（編集・制作「シニア暮らす会」・1部350円）では、「…延命処置は行わず…」と簡潔な事前指示書となっています。

なお、宮本先生ご夫妻の『欧米に寝たきり老人はいない』[註4]は示唆に富む大変貴重な報告書で、私たちも参考にさせていただいています。

事前指示書（advance directives）とは、事故や重症疾患によって判断能力が失われた際に、どのような医療を希望、または拒否するかを、意識が清明なうちに表明しておくことです。[註5] 文書として残すリビング・ウィル（living will：尊厳死宣言書とも訳されています）、口頭で誰かに伝えておく、自分の代わりに意志決定を行う代理人を指定する、などがあります。

事前指示書を残すにあたっては、たくさんの問題があると指摘されていますが、[註5] 煩雑になるので、いくつかの事項だけ抜粋して掲載します。

事前指示書の倫理的考察1：現実的問題

（1）本当に患者の自己決定を表明したものなのか？［イ・ロ・ハは略］
（2）意思決定の表明とその実施の間に時間のずれがあるため、
イ：「一切の延命行為」とは何をさすか、［ロ：略］
（3）「いざという時に、手に入らない」という問題。［（4）略］
（5）医療・医学が持つ不確実性も事前指示書の使用を困難にする。
事前指示書の倫理的考察2：倫理的問題
（1）事前指示書の前提は、生命の質を生命の尊厳に優先すること。
（2）自己決定権を尊重するか、個人の選択より全体の合意を重視するか。［（3）略］

「生命の質を生命の尊厳に優先する」とは、生命を最高の価値とする従来の考え方（生命の尊厳）を一歩進めて、生命よりも人格の自己実現（生命の質）のほうがより優先するという考え方を表しています(註5)（結果として、生存期間がある程度短縮する可能性があります＝仲註）。

事前指示書あるいは自己決定に対して否定的な見解もあります。この点は他でも触れています。

当施設では「急変時や終末期における医療等に関する意思確認書」を作成し、入居時にご本人の意思を含めてご家族の希望を伺っており、さらに数カ月後におこなう入居時面談でご本人の意思の再確認を行なっています。

第2章

穏やかな最期

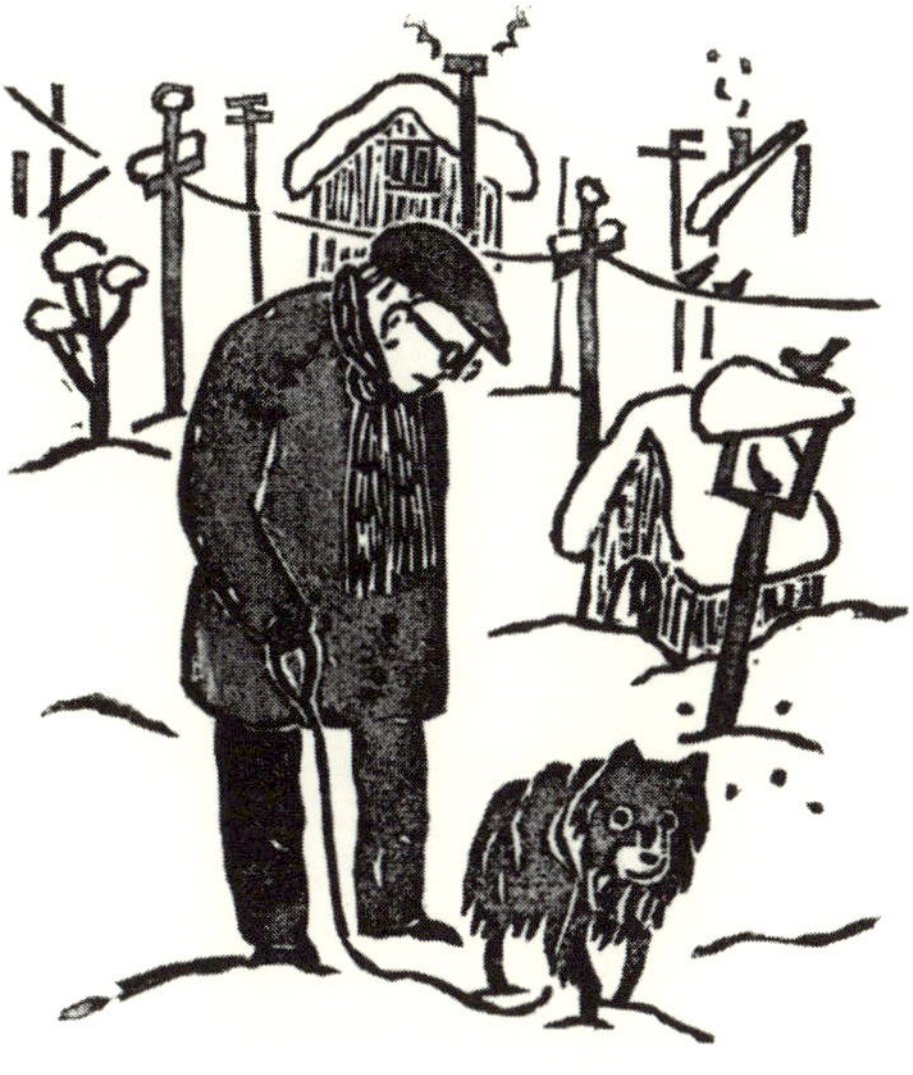

これから紹介する第6話から第12話の多くは、ご本人の意思とはかけ離れた状況で、思わぬ最期を迎えた方々のお話です。

医療者側、特に医師には大きな責務を伴うテーマでもあり、意外と多くなりました。入居者さん・ご家族にとっても大事なことですが、一方あまり触れられたくない、知らないでいたい話題でもあろうかと思います。思わぬ最期を迎えた方々の事例は少なからずあり、ここに医療というものの難しさがあります。しかし、念のために記載しますと、かりぷの退所者の約75%は、当施設で平穏な最期を迎えています（46頁図1参照）。

8年間のかりぷ退所者150名の概要

2010（平成22）年6月1日から2018（平成30）年5月31日までの8年間の全退所者は150名で、以下はこれらの150名についての集計値です（全て手計算）。

性別は男性45人対女性105人で、男女比は1対2・3。

退所時の平均年齢は、全体で88・4歳。性別では男性83・7歳、女性90・8歳と男女差約7歳。

8年間の退所者の平均入居年数は、全体で5・2年。性別では男性4・2年、女性5・6年と男女差1・4年。退所者の男女比および平均入居期間の男女差からみると、施設のベッド比率はほぼ1対3に固定されているので、両指標で、男性の回転がやや速いことになります。なお、2018年6月1日時点の入居者さん83名の平均入居期間は3・6年。

図1のように111名が、介護保険上の看取り（在園）死亡です。

次の9名は、介護保険上の看取り死亡とならなかった在園死亡で、急変死7名と突然死2名が含まれています（これらの9名は第7話を参照）。

17名は、搬送先で死亡された方々です（第9話および巻末資料2を参照）。12名は、疾患または家族の都合による退所者です。この内、疾患による退所者5名は脳・脳神経・精神疾患などによるものです。家族の都合での退所のうち三家族はキーパーソンの事情で、残りの四家族は入居者さんの「老い」「最期」を受け入れ難いための退所でした（第12話参照）。これらの12名は最長一年半後に亡くなられています（死亡はいずれも2018年5月以前）。

残りの1名は、腎透析目的で退所し、2018年6月現在で生存中です（2019年10月死亡）。

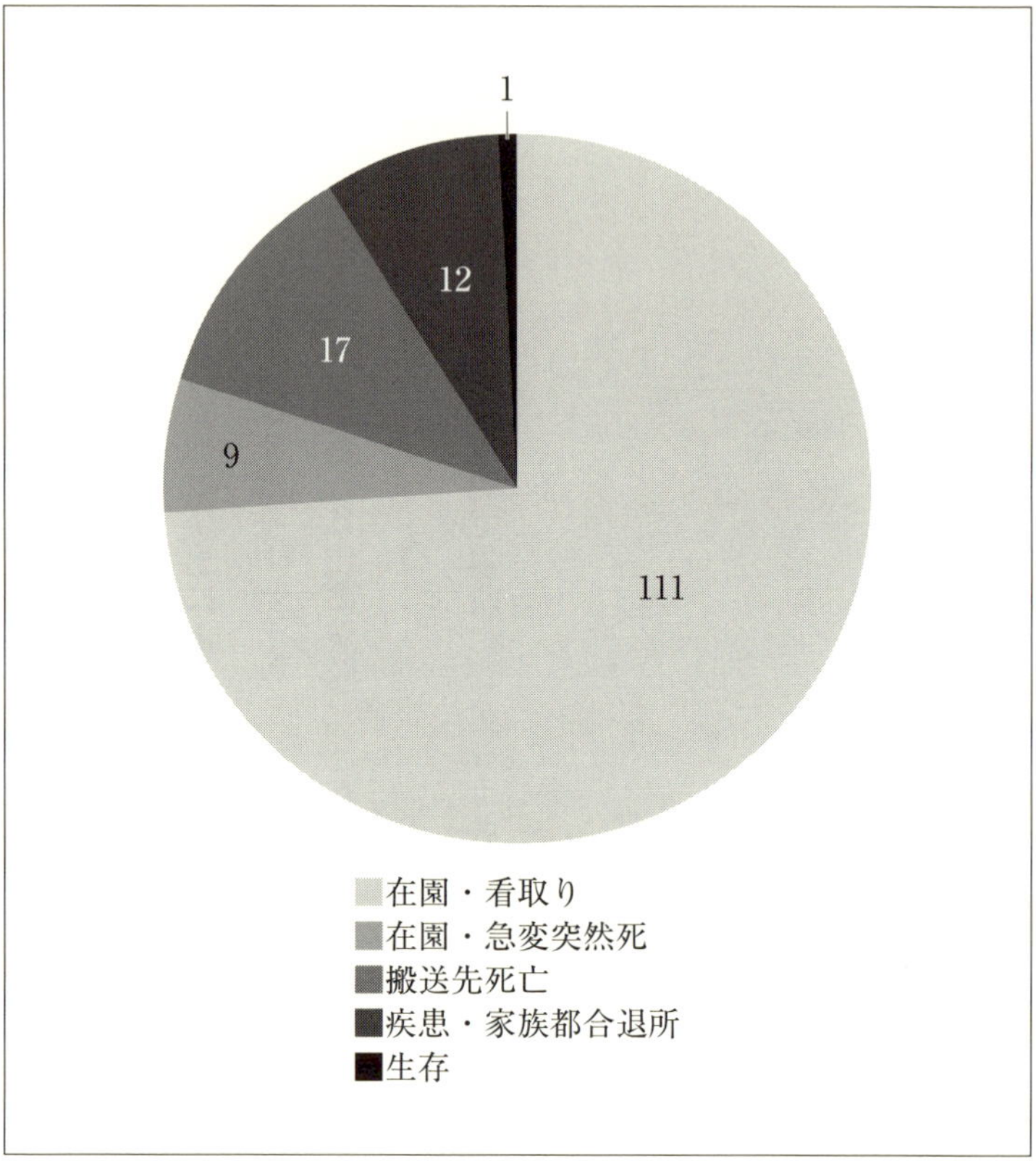

111 名が介護保険上の看取り死亡。9 名は在園中の急変死 7 ・突然死 2 。17 名は搬送先での死亡。12 名は疾患または家族の都合による退所。1 名は腎臓透析目的で退所し、2018 年 6 月現在生存中（2019 年 10 月死亡）。

図 1　当施設の 8 年間の全退所者 150 名の内訳（2010 年 6 月～2018 年 5 月）

第6話
かりぷでのがん死亡の皆さん

日本人の死因別統計では、がん死がトップですが、かりぷでは比較的少ない状況です。これは私見ですが、入居者さんたちは癌年齢を超えてから入居してくるからではないかと考えています。

後に述べますが、退所者の14%はがん・がん疑いで亡くなっています。当施設の入居者さんへのがんの診断・治療において、日本老年医学会の「立場表明　2012」の立場1で、年齢による差別（エイジズム）に反対するとあり、私も同じ立場です。

しかし、ご本人・ご家族の希望も考慮し、心身の状況に応じて、対応しています。

特に、正確な診断を行っても、がんの治療に結びつかないと判断される場合は、苦痛がない限り、自然経過を診ることにしており、「がんの自然死」を経験することも少なくありません。

がんと言えば、通常、痛みや苦痛に対する治療が必要となります。しかし、高齢者では症状が少ないと言われており、かりぷの入居者さんの場合も、全く症状のない人から、極少量の鎮痛剤のみで最期を迎えた方々が多いのです。

入居後すぐ黄疸を呈したIさん（女性）

Iさんは、主に認知機能低下により入居されましたが、すぐに黄疸がみられ、同時に入居時の採血検査で腫瘍マーカーの一つであるCEA値が79（正常は5未満）と上昇していました。主治医はがんと推測していましたが、介護職員は原因が分からず、将来どうなっていくのか不安が強いとのことだったので、関連病院でのCT検査を依頼しました。胃の後方にあるバナナ状の大切な臓器である膵臓の先端（十二指腸に胆汁・膵液を排出する側）を膵頭部といいますが、その部位のがんでした。相当進行したがんであり、また高齢でもあり、根本的な治療は出来ず、その日のうちに帰園しました。家族には「緩和医療」を当施設で出来る範囲で行ない、苦痛が強くなったら関連病院の「緩和病棟」の医師に相談しながら、当施設で診ていくことが、ご本人にとって一番良い対応との考えを示し、了解されました。

入居から3カ月目に亡くなりましたが、この間苦痛は一度も訴えなかったし、口から食べることが出来るので、一度の点滴もしませんでした。病態の推移をみるため二度の採血を行い、次第に幾つかの数値が悪化していきました。「枯れるように最期を迎えるのが理想的」[註1、註2]と言われていますが、全くその通りで、穏やかな旅立ちでした（93歳11カ月）。

入居時に終末期状態の膵臓がんJさん（女性）

入居時の前医の診断では、パーキンソン症候群ほか三つの脳疾患が記載されていました。入居当日から、介護士さんたちはとても食事を摂れる状態ではないことに不安を抱いていました。翌日の血液検査では、主に膵臓がんの腫瘍マーカーでもあるCA19-9値（37未満が正常）が14800と、私の診療経験でも初めての高値でした。予後は数日前後と考えられました。

通常は3カ月目くらいに行う入居時面談を、入居6日目に行い、かつ同日に看取り期面談となりました。このようなことも初めてでした。ご家族へ説明を行ない、納得していただきました。入居から14日目に最期を迎えました（82歳2カ月）。入居時面談と看取り期面談を同時に行ったのは、その後二家族あり増加傾向です。

このような例は、2015（平成27）年4月以降、入居基準が施設全体で要介護3以上となった影響でもあると思われます。

なお、Jさんは、当施設への入居前に、他施設に入居されていて、前施設では腫瘍マーカーの採血は行っていないとのことでした。近年の保険診療では、疑い病名だけでは腫瘍マーカー検査費用の保険請求は出来ず、実施しないか、施設負担で行なうこととなっています。

当施設でのがん死亡の状況

この8年間で、17名ががん、4名ががん疑いで死亡しました。退所者150名中21名、14%でした。

臓器別内訳は、消化管がん6名（胃がんが2名・結腸がん4名）、膵胆肝系がんが6名（膵がん4名・総胆管がん1名・転移性肝がん1名）、その他に、肺がん4名（1名は結腸がんと重複）、前立腺がん2名、口腔頬粘膜がん1名、原発不明がんが3名でした。

がん疾患の終末期では、緩和ケア病棟（ホスピス）での対応がかなり進んできています。当施設では、関連病院の専門医の指導を受けながら、疼痛対処としては通常の鎮痛剤で対応できる場合がほとんどでした(註3)。第7話のKさんは、近在の緩和治療医の往診を受けていました。私が赴任する前に、喉頭がん（81歳・男性）・肺がん（73歳・女性）でそれぞれ関連病院の緩和ケア病棟で最期を迎えた方がいました。

非がん患者でも緩和医療が必要なのは言うまでもありませんが、日本においてその点は遅れています。しかし近年、従来のがん患者およびＨＩＶ患者だけでなく、心不全患者も緩和ケア病棟あるいはホスピスに入院が可能になりました。非がん患者においても、高齢者の終末期における苦痛が生じることがあり、ベンゾジアゼピン系鎮静剤を用いることもあるとの報告もあります(註4)。私たちもその立場に立っていますが、その点は国民的合意が出来ていないこともあり、慎重に検討しています。

当施設で、がん疾患で亡くなった方々のなかで、生活面を含めて私が特に経過に注目した数例を以下に記します。年齢は死亡時年齢、傍線部が注目した所見です。

・YTさん（男性・76歳）

転移性肝臓がん。死亡3年前に盲腸がんが見つかり、同部位の手術後、胃ろう造設（認知症によるものか?）を受けていました。西洋音楽を聴くことを趣味にしていましたが、死亡半年前に肺炎疑いで搬送したところ、肝臓に転移性がんが見つかり、施設で最期を迎えました。

・TRさん（男性・85歳）

胃がん。68歳の時、自宅前で転倒し、脳内出血および挫傷で、72歳から当施設に入所する契機となりました。死亡10カ月前に吐血があり、搬送後進行胃がんと判明しました。一般の鎮痛剤で痛みはコントロールされ、施設で最期を迎えました。

・KTさん（女性・86歳）

胆管がん。入居2カ月目から徐々に血中ALｰP値およびCA19ｰ9値が高くなり、同時に黄疸を認めるようになってきました。同4カ月後に娘さんの勧めている病院で胆管がんの診断がつきました。胆管へのステント挿入術により黄疸は消失し、11カ月後に苦痛なく最期を迎えました。なお、ステント挿入がなければ、予後は3カ月と家族には説明していました。

・ISさん（男性・85歳）

膵臓がん。入居時に認知症とともに軽い糖尿病がありました。入居1年半後から糖尿病の悪化（ヘモグロビンA1c値7・3から11・2％）、血中CA19ｰ9値の上昇（正常から2539単位）がみられ、施設で膵臓がんの疑いとしました。約3カ月の経過で、苦痛なく、施設で最期を迎えました。

・STさん（男性・77歳）

前立腺がん。入居時に、半年前から前立腺がんで通院していた病院への通院を拒否していました。腫瘍マーカーであるPSA値は正常でありましたが、入居3年後から上昇してきました。関連病院の泌尿器科医師のアドバイスも受けながら、その約1年後の最期を迎えるまで苦痛なく過ごしました。

・HRさん（男性・71歳）

重複がん（結腸がん・肺がん）。入居前から前医で胃ろう造設していました。入居1年後くらいに原因不明の炎症反応（CRP）陽性で、関連病院での精密検査を依頼し、右肺がん（5㎝大）の診断でした。翌日、腸閉塞疑いで再度受診し、進行性の結腸がんが見つかり、ステントを挿入し帰園しました。腸閉塞の再発を恐れて、経管栄養は徐々に少なめにして、入居1年半で、苦痛なく最期を迎えることが出来ました。

・KNさん（男性・79歳）

膵臓がん。入居6年目に膵臓がんの診断。10カ月後の死亡3週間前に、血中CA19-9値が8万7260と途方もない上昇がみられましたが、苦痛なく最期を迎えました。

第7話
在園中の突然死・急変死

拡張型心筋症Kさん（女性）

88歳1カ月で、第一病名が拡張型心筋症（家族性はなし）として入居されていました。その他に、心房細動があり、恒久型ペースメーカー植込み治療を受けていました。

入居8カ月目のある朝から、体調不良を訴えており、ちょうど私が出勤した時刻に「ああ、先生が来て良かった」と言っていました。その1時間後に突然心停止を来し、30分の心臓マッサージを行ないましたが、救命出来ませんでした（88歳7カ月）。

この病気は、比較的若年から中年での突然死が多いのですが、88歳になっての突然死もあると教えられました。死因について、ご家族も納得されました。

口腔粘膜がんの緩和治療中に突然死したLさん（女性）

Lさんは84歳時から入居していましたが、92歳の時に口腔内の腫瘤がみつかり、口腔外科を受診し、頬粘膜がんと診断されました。この入居者さんは、入居時から歩行は可能でしたが、言語は意味不明なことが多く、重度の認知症で根本的治療は困難となり、在園しながら、緩和治療医の往診を受けていました。がんが見つかってから2カ月後のある夕方、ホールの椅子から突然立ち上がって、床に頭部を打ちつけるように倒れ、同時に心肺停止状態となりました。

その日も偶然、私の勤務日で、すぐその場に駆けつけましたが、死亡確認となりました。がんの緩和治療中であり、死因は口腔粘膜がんとしました。正確な死因は解剖しても分からない場合もあり、ご家族も望まず、了解されました。

以上の二事例は、たまたま主治医が勤務中の突然死であり、死因も持病の悪化と考えて、その場で診断書の発行としましたが、主治医が園内にいない場合は、第10話の如く、かなり大変な状況となってしまいます。

当施設での突然死・急変死

当施設での在園死でかつ突然死（24時間以内の死亡）は、第7話の二例のみです。また、在園死でかつ急変死（筆者は、発病から数日以内の死亡を急変死としております）は、7名いました。これらの9名は、いずれも看取り面談が出来なかった、あるいは間に合わなかったわけですが、死因に特殊な要因はありませんでした。第7話の2名を除いた7名についての状況を簡潔に記載しておきます（46頁図1参照）。

男性3名：（死亡時年齢、病名、状況・以下同じ）
・ＫＩさん83歳。認知症終末期ＢＰＳＤの治療中に老衰死。
・Ｄさん（第4話にて掲載）91歳。大腿骨骨折後、徐々に衰弱し、終末期に腸管感染症（ノロウィルスは検出されなかった）を契機に亡くなりました。
・Ｈさん（第5話にて掲載）83歳。病歴は略す。
女性4名
・ＩＹさん84歳。急性胆管炎・認知症終末期で病院受診中に、急に状態が悪化し、死亡2日前の採血により上記診断としました。
・ＹＲさん85歳。老衰・看取り面談が間に合いませんでした。
・ＫＮさん92歳。大腸がん疑い・死亡7カ月前から腫瘍マーカーＣＥＡ値が上昇。元気に過ごされていましたが、半日前から急に血圧低下がみられ亡くなりました。
・ＡＳさん94歳。入居歴約20年。感染症（死亡2週間前から原因不明の炎症反応ＣＲＰ陽性）と心不全の疑いにて、関連病院の外来受診を2回受け、精密検査中でした。死亡当日は心肺停止で見つかり、心臓マッサージを試みるも回復せず、亡くなりました。なお死亡診断書は心不全としました。

第8話

救急搬送後、延命医療を望まず帰園した方々

第8・第9・第10話は、救急搬送に関わって最期を迎えたお話です。

脳幹部梗塞後のMさん（女性）

Mさんのご主人は戦死しており、長い間娘さん夫婦と同居していましたが、10年くらい前から自宅にこもりがちで、また認知機能も低下してきていたので、かりぷに入居されました。かりぷでの生活もどちらかと言うと、自分のベッドに横たわっていることが多かったようですが「してほしいこと」などはしっかり介護職員に伝えていました。

胃ろうの勧めを断り帰園

2年半くらい、このようにかりぷで過ごしていましたが、ある日から動作が鈍くなり、脳神経外科病院へ搬送しました。脳幹部梗塞であり、専門的治療を受けました。しかし、次第に口から物を食べることも難しくなり、病院側からご家族に胃ろうの選択を提案されました。

胃ろうの提案には、娘さんも悩まれましたが、ご本人から早くかりぷに帰りたいとの要望がしばしばあり、本人の意思を尊重したいとのことでした。

そこで病院側とご家族（娘さん）、施設側（主治医を含め3名）が参加して、合同カンファレンスを行いました。

病院側は、ご本人の意思、娘さんの母がかりぷで過ごせることが一番本人の幸せでないかという意向および、施設側の受け入れ等を聞いて、2日後に退院となりました。最後に「病院を出た後の急変には責任を負えない」と話されていたので、搬送先の病院としては胃ろう造設が当然の選択との考えでいたのではないかと推測されました。

その時の状況からは、自然死を選択することは、ご本人・家族および施設側も含めて、かなり強い意志がなければ成し遂げられないと改めて思いました。これらの経過に関しては、参考文献（はじめに、第2章第6話）田中奈保美氏の著書の身内の病態に類似しており、是非お読みいただきたい一般書の一つです。

帰園後も口から食べることはあまり出来ず、22日目に穏やかに最期を迎えました（96歳9カ月）。

大動脈解離Nさん（女性）

かりぷへの入居理由は、主に頸椎疾患で、自宅での生活が困難となったからでした。Nさんの夫は妻に対して「この人は最大の恩人」だとおっしゃっていました。

かりぷでは、物静かに過ごしていました。入居3年半後くらいに突然、意識消失発作があり、救急搬送したところ、大動脈解離の疑いで入院となりました。10日間入院して精密検査を行った結果、高齢でもあり治療は困難とのことでした。Nさんおよび夫は延命医療は望んでいないと事前に話し合っていたので、帰園3週間後に亡くなりました（86歳7カ月）。

この病気は、過去に何人かの著名人が突然死しており、この方も何の兆候もなく、発症から1カ月少々で旅立ちました。Nさんの夫にとってこの1カ月少々の時間は、妻との、人生最期の貴重な時間を過ごしたのではなかったかと思います。

重症肺炎Oさん（男性）

Oさんは現役の頃、教育関係の仕事に就いていました。入居5年ほど前に、パーキンソン病、右脳梗塞を患い、軽い認知機能低下もあり入居しました。日頃穏やかに過ごし、政治関連の新聞・雑誌に毎日目をとおしていました。

この間に、何度か意識消失発作がみられ、脳神経外科病院で診てもらい、てんかんの疑いで、新たに抗けいれん薬の処方を受け、継続して治療を受けていました。

入居2年目頃、急性気管支炎の疑いで当施設での治療を続けましたが、改善せず関連病院へ搬送しました。右の肺全体が無気肺（重症肺炎）となっており、ご家族は、治療はかなり困難との説明を受けていました。

入居3カ月目まで遡りますが、「入居時面談」を行っており、その時息子さんから、本人が元気な時には

「延命治療は希望しない」と言っていたとのことでした。今回もご本人の意思は変わらず、当施設に戻り、ほぼ1カ月後に永眠されました（86歳1カ月）。

あまりに潔いとも思われましたが、病院での治療継続を希望すれば、人工呼吸器は避けられなかったので、ご本人にとっては良い選択であったと思います。なお、肺炎にて搬送した22名中（回数では28回）、搬送先で最期を迎えた方は5名でした。従って、肺炎（1名の肺化膿症を含む）での搬送先死亡は23％（回数比18％）です。

●心原性脳塞栓症・愛子さん（百寿者でありお名前のみを記載しました）

入居時97歳で、夫死亡後に北海道に来られたとのことでした。認知機能低下に伴い、かりぷに入居しました。3年7カ月後に、突然右半身の麻痺が生じ、同時に言葉が喋れなくなりました。入居時から心房細動という心臓病があって、血液を凝固しないようにする薬を飲んでいました。救急病院の精密検査では、心臓に発生した血の塊（血栓）がはがれ、脳へ流れた結果の心原性脳塞栓症と診断されました。他の病院に転院して治療に励みましたが、口から食べることが困難になり、近親者の弟さんの希望もあり、かりぷへ帰園されました。11日後に穏やかに最期を迎えました（101歳5カ月）。

ここでは、ご本人の意思が分からない場合についての対応について考えてみます。

ご本人の意思が分からない場合は、家族または知人に「ご本人が元気な時は、どの様な生き方を希望されていたでしょうか」とお聞きして、基本的にご本人の意思を尊重することにしています。それが分からない場合も含めて、次にご家族の希望をお聞きします。その他に、介護・医療者側の医学的判断を提示し、ご本人にとって最善の対応を三者で検討します。

入居者さんの命に関わる事態を、家族が決めることには精神的負担が大きいと言われており、共同の意思決定が勧められています。

ご本人、ご家族、介護・医療者側の三者の意見が一致することが最も望ましいのですが、それぞれの意見が異なる場合、また同一家族でも、一人ひとりの意見が異なる場合も含めて、何回か話し合いを行います。結論を出すことが難しい場合には、第三者への相談も試みます。大学病院・大きな病院および当施設にも第三者委員会があります。

当施設で入居者さんのいのちに関わる判断困難事例では、関連病院の医師へ「セカンド・オピニオン」を求める方法で、最終判断をしています。過去に二例あります。

第8話で紹介した4人は、従来は病院での最期を迎えるような病気でしたが、病院での入院を継続することは、病状によっては「過剰な延命医療」（恐らく多くはそうなると考えられます）ともなり、ご本人・ご家族の選択は、ご本人にとっても良かったと思われました。これらの経験は、数は少ないのですが、その後の施設からの救急搬送事例で大変参考になりました。

その後、筆者は、救急搬送しなければならない入居者さんが、受診した病院でも終末期と判断される場合には、ご本人・ご家族の希望があれば、当施設で看取りますとの一言を付け加えることにしています。

第9話
救急搬送後、搬送先で亡くなった方々

第9話・第10話は、ご本人の意思とはかけ離れた最期を迎えた方々で、ご家族・ご遺族の心中を察して余りある事例となりました。

心筋梗塞穿孔Pさん（男性）

Pさんのかりぷへの入居は2006（平成18）年で、2012年（90歳直前）のある日突然、意識消失・血圧低下から、心電図にわずかな変化があり「心筋梗塞」の疑いで、2時間後に救急病院へ搬送しました。救急病院到着後の心電図では、ほぼ正常に戻っており、他疾患の可能性があるとのことで、即入院となりました。

ところが、十数時間後の翌朝急変死状態にあり、同病院からご家族の承諾を得て剖検（病理解剖）を行った結果、心筋梗塞による心臓破裂ということでした（89歳11カ月）。

救急病院到着後すぐに「心筋梗塞」と診断がついても、救命は困難であったと思われますが、ご家族は納得がいかないとのことで、半年ほど救急病院および当施設で何回か面談を繰り返しました。

かりぷからの救急搬送時の疑い病名も必ずしも正しい訳ではなく、むしろ意外な結果であることも多くあります。救急病院での正しい診断・治療にはいつも感謝していますが、Pさんの症例では残念な結果に終わりました。

不審な死亡例に限らず、原因不明の死因解明には、従来、剖検（解剖）を行うことが重要とされていました。近年は死後のCT検査も有用とされ、その必要度は低下していますが、死因解明に解剖が最も有用であることには変わりはありません。

当施設から剖検を依頼したのは、これまでのところ、筆者の実母の一例のみです。死亡の半年くらい前から発熱を繰り返し詳細な原因が分からず、死後剖検により、「右腎臓の膿瘍（感染症）[註1]」と判明しました。なお、突然の、原因不明の死亡例については、第10話でも触れます。

死後CT検査で分かった急性心筋梗塞Qさん（男性）

Qさんは、2013（平成25）年に入居されており、その時点で75歳。1年前に軽度認知症の診断はついていました。気管支喘息の既往もありましたが、入居前から喘鳴などなく、喘息の治療はしていませんでした。2017（平成29）年6月に気管支喘息の悪化がみられ、関連病院での精密検査入院にて慢性閉塞性肺疾患（COPD）の悪化と診断され帰園しています。身体障がい者資格取得のため、11月6日に再度受診しましたが、在宅酸素療法（HOT）の適応なく、障がい者資格も取れませんでした。

同月14日の午後に入浴を終え、15時頃車椅子に乗車中、急に意識消失となり、居室に戻し、臥床させた後に意識は回復し、呼名に返答もありました。血管確保等の救急処置をしている間に、再び呼吸状態が変わり、意識消失、下顎呼吸となり、16時頃、救急車を要請しました。救急車では、点滴治療を続け、酸素マスクにて1分間に5Lの吸入を施行。また、車中で、AEDを行うも解析不能の反応で、心臓マッサージ、アンビュー（手動の酸素吸入器）を使用しました。病院到着後の16時28分に死亡確認され、死後のCTにより、急性心筋梗塞と診断されました（死亡時、79歳11ヵ月）。

入浴から帰って、急に心筋梗塞が発症し、1～2時間で突然死した例でした。

突然死・急変死の場合、死後のCTは死亡診断をより正確にすることができる、または、ご家族も納得されることも多いので、有用ではあります。突然死・急変死の場合、警察の介入も多くなり、これは介護側・ご家族にもかなり辛いものがあります。

入居3日目に倒れたRさん（男性）

2017（平成29）年1月、入居3日目の朝食時にRさんが突然倒れこみました。AED反応なし。救急搬送を依頼し、大学病院で蘇生を試みましたが救命は出来ませんでした。

通常、入居翌日には当施設で採血し、その検体を検査センターへ送っており、「至急」ではなく「翌日」報告を受け取っています。この方の場合、金曜日に入居され、翌日は土曜日であったので、採血は月曜日に行い、結果は急変した日（火曜日）の午後に届いていて、搬送時にはデータは判明していませんでした。死亡時点で、「窒息の疑い」との診断結果でした（85歳11ヵ月）。

翌日、入居3日後の採血結果を見て、炎症反応CRP値が18と高く、末梢血の白血球数は11000と、中等度の炎症が背景にあったことが判明しました。この背景が、どの程度急変に関わっていたのかは不明です。

窒息か？　食物塊死か？

Rさんの事例は、窒息にしては経過があまりにも短時間であり、法医学の『検死ハンドブック』[註2]で調べてみました。

典型的な急性窒息では以下の経過をたどります（概略のみ記載）。

第1期（前駆期）　1分以内

第2期（①呼吸困難期　1～2分、②痙攣期　2分以内・痙攣・嘔吐・意識消失）

第3期（無呼吸期）　1～2分

第4期（終末呼吸期）　あえぎ呼吸・下顎呼吸　1分前後

心拍動の停止。心拍動は呼吸停止後5分～30分持続する、とのことです。

一方、「食物塊死」という状態があることが記載されています[註2]（163頁）。これは英語ではBolustod（私見ですが、Bolusが英語で塊、Todはドイツ語で死：造語？）といい、「喉頭粘膜に分布している上喉頭神経が吐物や異物によって物理的、化学的に直接刺激され、反射的に心臓が停止すること」と解説されています。

欧米ではcafé coronary（カフェ　コロナリー＝レストランでの心臓の冠状動脈疾患）と言われているようで、相当前からレストランでの食事中の突然死[註3、4]をそう言っていたのではないかと考えられました。

また、「食物塊死」について、原因として、同書同頁には、反射的心停止であり、外窒息ではない、と記されています。

その項の解説として、「気道内異物が認められても、急性窒息の経過をとらない」、「呼吸困難、痙攣などもなく、おとなしくなったと思ったら死亡していた例がほとんどである」とのことでした。

同書によると、急性窒息と食物塊死はかなり明瞭な違いがあり、本例が食物塊死に相当するかどうかは、専門家の意見を求めてみたいと考えています。と言うのも、数年前に長野県の特養施設で類似の一事例が生じ、介護側の決定的な落ち度もないのに裁判継続中（２０１９年3月）であり、私は関心を持って介護側を支援しています。

高齢者の介護・医療という現場では、常に思わぬ急変が生じる可能性があるので、裁判結果が極めて重要です。食物塊死の特徴や頻度などが分かると、この裁判においても、また今後の介護分野においても、大きく寄与するものと思います。

ご家族の皆さんや職員にも知っておいてほしい病態です。


このほか注目した二例を中心に記載します。
・ＴＨさん（女性・95歳）
死因は肺梗塞。入居後3年半頃の年末に、発熱と採血にて末梢血の白血球数が１２００と極端に下がっており、救急搬送しました。途中、経過良好との連絡がありましたが、搬送後8日目に前記診断で死亡したとのことでした。下肢からの血栓が肺に流入し、塞栓を起こしたと考えられました。

・KMさん（女性・97歳）

糖尿病性腎不全終末期。当施設開設以来の入居者さんで、施設を終の棲家としていました。糖尿病による失明もあり、不安も多少ありました。入居17年目に慢性の腎不全に急性の心不全も伴い、パニック状態となり、やむなく搬送としました。半日後に搬送先で最期を迎えました。非がん患者の緩和治療を行なっていれば、搬送しなくても良かった可能性もあり、悔いを残した一例でした。なお、ご本人から、大学への献体を希望しており、そのように執り行ったと思われます。

＊救急搬送後に搬送先で亡くなった17名の詳細は巻末資料2を参照。

第10話
心肺停止状態で見つかった場合

アルツハイマー型認知症のSさん（女性）

重症のアルツハイマー型認知症でしたが、食事は何とか介助にて摂れていました。入居2カ月後のある日の午前8時に、自室のベッド上で、心肺停止状態で見つかりました。AEDの反応はなく、ご家族への連絡がたまたまキーパーソンではない方につながり、病院への搬送となりました。

搬送中から心臓マッサージ等の救急蘇生が試みられ、人工呼吸器での対応となりましたが、救命は出来ませんでした（88歳11カ月）。

重度のアルツハイマー型認知症があり、ご家族との入居時面談も行われる前の出来事で、あとで救急搬送は望んでいなかったことが分かりました。

事前に、ご家族のご意向を把握していれば、搬送しなくても良かった事例でした。

死後の腹部CT検査結果では、結腸破裂による死亡と考えられました（結腸がんであった可能性はありました。入居時採血でCEA値が7・7とやや高い数値でした）。

胸部大動脈解離Tさん（女性・本調査期間後の事例）

Tさんは2014（平成26）年6月に入居されました。脳梗塞歴はありましたが、四肢の麻痺はありませんでした。中等度の認知症はありましたが、いつも施設ホールのTVの前で熱心にテレビを観ていました。2018（平成30）年8月下旬のある日、午前7時半頃にご自分のベッドで、心肺停止状態で介護士職員に発見されました。心肺停止時のご本人・ご家族との打ち合わせは、この家族においてもしていませんでした。主治医に連絡があった時、救命は難しいと考えましたが、前日まで元気に過ごしていたので、救急搬送を依頼しました。

救急病院では、約1時間の心マッサージを行いましたが蘇生はできず、死亡が宣告されました。死後のCT検査による死因は「胸部大動脈解離」と推定されました（死亡時91歳7カ月）。

心肺停止状態で見つかったSさん、Tさんの二例が近年相次ぎ、施設として入居時のご家族への「急変時や終末期における医療等に関する意思確認書」を作成し、ご家族と介護医療者側の意思疎通の改善をおこなっています。極めてまれですが、このようなことも現実に起こり得ることとして、ご家族には受け入れて頂かなければなりません

❖死亡診断書・死亡検案書

医療関係者を除けば、死亡診断書に関わることは、多くて一生に数回と思われます。医師法の内容が誤解を招くような内容でもあり、複雑ですが、関心がある方は読んでみてください（傍線は筆者）。

医師法第20条・21条、厚労省の死亡診断書記入マニュアル（平成29年度版）および「医師法第20条ただし書きの適切な運用について（通知）」をまとめると、以下の通りです。

厚労省から繰り返し前記文書が出されておりますが、問題点は2箇所あります。

第一は、24時間条項に関して

医師法第20条は「自ら診察しないで治療…診断書…を交付し、又は自ら検案をしないで検案書を交付してはならない。但し、診療中の患者が受診後24時間以内に死亡した場合に交付する死亡診断書については、この限りでない」とあります。

マニュアルおよびただし書き運用通知では、「この限りでない」との解釈について、生前の診察後24時間経過した場合であっても（マニュアルの図Aおよびただし書き運用通知1）も、死後改めて診察を行い、生前に診療していた傷病に関連する死亡であると判定できる場合には、死亡診断書を交付できる､と記載しております。かりぷでの対応もほとんどの場合、この基準に従っており、何ら問題ありません。

第二は、死体に異状があると認められる場合

「ただし書き運用通知2」では、診療中の患者が死亡した後、改めて診察し、生前に診療していた傷病に関連する死亡であると判定できない場合には、死体の検案を行うこととなる。この場合において、死体に異状があると認められる場合（21条）には、警察署へ届け出なければならない、とあります。

結論として、マニュアルの「死亡診断書と死体検案書の使い分け」の項で、「死亡診断書」であるか「死体検案書」であるかを問わず、異状を認める場合には、所轄警察署に届け出る、とのことです。

当施設に当てはめてみれば、診療していた傷病に関する死亡であると判定できない場合には、死体の検案を行うこととなり、死体に異状がないと判断されれば、「死体検案書」で良いことになります。「死体検案の実際」については『検死ハンドブック』（第9話註2）に詳細に記載されております。

死因が明らかでない場合で、かつ死体に異状を認める場合には、不審死として届け出の義務が生じ、介護職員・医療者側および家族への事件性の有無を調べる警察の介入も生じます。

札幌市の条例では、死因が明らかでない場合の急変時の救急隊要請時には、自動的に警察への連絡がなされることになっており、右の医師法から見ても、一部は、過剰な対応ではないかとも思われ、一度、施設から意見を提出しています。

小堀鷗一郎氏も、在宅医の間で「患者の死亡時刻から遡って24時間以内に診察が行われない場合に医師は診断書を書くことが出来ない」という誤解が長い間存在していたことに絡めて、在宅医療では過剰な死体検案が行われていることを指摘しています。(註1)

なお、Sさん、Tさんの場合、かりぷで検死を行い、診断書を作成となると、死後のCT検査はできなくなり、検死の範囲内で想定される診断となり、診断書としての正確度は低くなる可能性があります。死後のCT検査受け入れは、現在のところ、北海道内では四病院に限られています（死後のCT検査については第10話の註2を参照して下さい）。

ついでながら、従来「突然死」に対しての死亡診断書には急性心不全という死因が多い時代があり、10年ほど前には厚労省の通達が出され、同診断名を安易に使用しない旨が通達され、その翌年から心臓疾患の死亡者数が数年間減少したことがあります。

今日、救急現場とくに高齢者においては、家族から「心肺蘇生は望まぬ」との希望が出される場合があり、社会問題ともなっています（2018年9月6日：朝日新聞）。

＊この項では、特養かりぷ・あつべつ施設長　柏原伸広氏、協立いつくしみの会事務局長　下斗米博氏から資料の提供を受けました。

第11話
若年性認知症

第11話から第13話までは、年齢を中心にして、若年・老化・百寿者をテーマにしました。年齢による差別の意図はありません。

認知症の根本的治療法は世界中で研究されておりますが、2019年現時点では、まだ完成されていません。18歳から64歳までに発症した認知症を「若年性認知症」としており、早期発見・早期治療が求められています。さらに、二群に分けて、18〜44歳発症の認知症を「若年期認知症」、45〜64歳発症の認知症を「初老期認知症」としています。（註1）

かりぷでも若年性認知症の方が4名いらっしゃいました。

認知症は高齢者だけでなく、若年・中年にも発症すること、そして最期を迎える時期も早くなり、ご本人・ご家族・施設職員も悩み続けます。

アルツハイマー型若年期認知症Uさん（男性）

Uさんは、1994（平成6）年、55歳の時に認知症と診断され、60歳定年まで勤務されて、2005（平成17）年からかりぷへ入居されていました。

入居後、ご家族には、胃ろうについて数回お話しました。筆者が赴任した後では、『「平穏死」のすすめ』(註2)を紹介し、胃ろうに関して一緒に考えました。その時点で、ご家族は、胃ろうはせずに経過観察との選択でした。

ほぼ穏やかに過ごしていましたが、亡くなる約2カ月前に、発熱がみられ、抗生剤の治療を行いました。しかし、炎症反応の改善なく、脳疾患の進行程度を診てもらうことも含めて外来受診して、脳ＣＴ検査にて、根治は難しいとの説明を受け、ご家族も納得されました。入居6年後にご家族に看守られ、最期を迎えました（72歳8カ月）。その後の遺族訪問時点においても、胃ろうに関して、良かったかどうか悩んでおられました。

脳血管性若年期認知症Ｖさん（男性）

Ｖさんは２０００（平成12）年55歳の時に、くも膜下出血が生じ、翌年には脳梗塞も併発し、ほぼ同じ頃から血管性認知症と診断されていました。２００５（平成17）年には、食事の経口摂取が困難となり、他病院で胃ろう造設していました。翌年の２００６年からかりぷへ入居されていました。

経管栄養投与時に、時々不穏状態となることがありましたが、テレビを楽しんでほぼ穏やかに過ごしていました。亡くなる2カ月前に一度発熱・炎症反応上昇の持続があり、関連病院での精密検査・治療を受けましたが、根治は困難で帰園し、最期を迎えました（62歳10カ月・当施設の最年少死亡）。

Uさん、Vさんの例はいずれの方も55歳で認知症が生じ、Uさんは「アルツハイマー型」であり、Vさんは「血管性」でした。Uさんは胃ろうなしで過ごし、Vさんは胃ろうを付けての生活でした。口から食べることが出来なくなった場合、ご本人の心身の状態、ご家族の考え方、医療者側の情報など総合的に判断して対応していたと考えられます。

胃ろう造設適応の標準的な考え方（認知症高齢者の場合）と私が思っている会田氏の論文でも、アルツハイマー型（および神経細胞の変性疾患）では、自然経過をみて、脳血管型では「慎重な対応が求められ、本人と家族らの価値観・死生観による判断を」と指摘しています。（註3）

なお、それぞれ死亡2カ月前に病院受診をしましたが、60代、70代前半での認知症では、ご家族が終末期を受け入れるために必要な受診だったと思っています。

当施設に若年性認知症の診断がついて入居されていた方は、この他に、女性（61歳発症～73歳時入居～81歳死亡）、男性（54歳発症～70歳時入居～81歳死亡）各1名です（いずれもPEG有り。3年5カ月使用・3年4カ月使用）。

第12話

老いを受け入れる

以下に、四家族を紹介しますが、いずれの例でも、施設の主治医である私が家族の思いをくみ取っていなかったのか？　あるいは医療とは誰のため？　と考えさせられた事例です。

Wさん（女性）の家族の場合

主に、多くの整形外科疾患および両上下肢関節拘縮状態で入居されました。入居中の1年10カ月の間に、尿路感染3回、胆のう炎が1回あり、それぞれ搬送し、入院治療を受けていました。老衰も進み、経口摂取困難となり、終末期とのお話をしましたが、ご家族は中心静脈栄養を希望され、89歳の時に退所し、他病院に入院となりました。転院後2カ月と5日で亡くなったとのことです。

Xさん（男性）の家族の場合

入居時97歳のXさんは、入居7年前から慢性呼吸器不全で、持続的に少量の酸素を必要としていました。異国での生活による影響で言葉も不自由なため、静かに過ごしていました。そのような環境にあってか、生きることへの意欲も低下傾向で、時折、両手を合わせ、「お迎え」が来ることを願っている仕草をしていました。

経口摂取も滞りがちで、点滴も嫌がるようになり、ご家族と面談し、「看取り期」と考えていると報告しました。3日後に、家族のみの判断で、前に診てもらっていた呼吸器専門病院へ転院させました。退所時(99歳10ヵ月)、Xさんはご家族に「先生はこのことを知っているのか」と言っていたとのことです。この言葉からは、ご本人は不本意であったと思われました。

転院先の病院では、当施設でも嫌がっていた点滴を続けられたと思われますが、約半年後に亡くなりました。

Yさん(女性)の家族の場合

認知症と整形外科疾患があり、ほぼ寝たきり状態でした。声を発しても意味不明のことがほとんどでしたが、感情の表現はありました。入居後1年半くらいで経口摂取困難となり、ご本人が食べることを嫌がっていたこともあり、ご家族に終末期を迎えていると伝えました。ご家族は点滴治療を希望され、96歳10ヵ月の時に退所されましたが、数カ月後に亡くなられています。

Zさん（女性）の家族の場合

Zさんは50歳時、59歳時にそれぞれ脳血管障害の治療を受けていました。身体障がいとしては比較的重症で、71歳の時にかりぷへ入居されました。入居5年目頃、嚥下機能低下により、関連病院で胃ろうを付け帰園していました。また、頻回に尿路感染症が生じて、専門病院への転院・退院を繰り返しておりました。退所1カ月くらい前から、胃ろうからの栄養剤注入を嫌がるようになってきました。

Zさんと夫はかりぷで過ごすことを望んでいましたが、子どもは中心静脈栄養（ＩＶＨ）を希望し、8年以上慣れ親しんだ当施設を離れ、他病院へと転院させられました。ＩＶＨ施行後、4日目に亡くなったとのことでした（退所時78歳10カ月）。

日本人には、家族に少しでも長く生きていてほしいと願う気持ちが強いと言われています。多くはその結果と考えられますが、家族の「老い」や「死」を受け入れ難いと思う方々も少なくありません。

ちょうど、このような事例があり、私たちも模索していたところ、在宅医療分野でご活躍の長尾和宏先生・丸尾多恵子さん共著の『親の「老い」を受け入れる(註1)』が発刊され、私たちと同じ思いで書かれております。

また、「平穏死」提唱者の石飛幸三先生は、２０１８（平成30）年9月22日の朝日新聞コラム欄（それぞれの最終楽章・平穏死3）で、「1分でも長くは愛情ではなく執着と指摘し、その人のためになるのかという視点が貫かれているか」と表明されています。

皆さんはどう考えられますか？

親の死を受け入れられない感情は、これらの四家族だけではなく、在園死された入居者さんのご家族にも、終末期・看取り期面談時にしばしば見られ、面談を繰り返す場合があります。

第13話でも取り上げておりますが、医療者側が、ご家族に入居者さんの状態は「看取り期」と考えていることを伝える時期としては、ご家族が納得するまで待つことが多いです。

ここで、次項の「生命倫理」に関わる2つの新聞報道を紹介します。

本書執筆中の2019年3～4月に、ある病院が人工透析中の一患者に透析中止の選択肢を示し、その選択に応じた一例と、同様な選択肢を示した他二十数名が死亡したとの報道がありました。こちらの記事では、改めて延命医療を望まないことは簡単ではないこと、自己決定をどうみるか、本人の意思決定の変更、回を重ねての確認とともに、医療者側のガイドラインの遵守などが議論されています。同様のことが他の医療分野でも起こる可能性があります。指摘事例の病院には、管轄機関の指導が行われました。2019年10月9日の報道では、遺族が病院に対して訴訟を起こすとのことです（いずれも朝日新聞）。

また、2019（令和元）年6月8日の朝日新聞1面に「入所者点滴　説明せず半減」の見出しの報道がありました。ご本人・ご家族の同意なしに行ったことに対して、県（事例の発生は熊本県）は「ありえない。同意をとるべきだ」と指摘しているとのことでした。

どちらの報道も、終末期のいのちに関わる極めて重要な問題です。従来の医療の在り方として許容されてきた「医師の裁量権」、「医師の父権性」が厳しく指摘されているように思います。

同時に6月8日の報道では、ご本人・ご家族の同意という手続き上の指摘は当然としても、多くの高齢者が望んでいる「穏やかな最期を」と、終末期・看取り期において点滴を続けることが標準的医療と考える家族・医師を含めた多くの国民の意識は、かなり解離していると思われました。

生命倫理

人生の最終段階・終末期を迎えるということは、いのちに直結することで、その場合、医学的判断だけでなく、ご本人の意思・ご家族の希望とともに、倫理的・法的・文化的側面も考えて対応していくことが大事です。第12話のタイトルを、「老いを受け入れる」としましたが、この項では、事例とは少し離れて、生命倫理という視点で考えてみたいと思います。これらをごく簡単に解説することは容易ではありません。しかし、とても大事なことなので、少々長くなりますが、目を通して頂ければ幸いです。

インフォームド・コンセントおよび医療の倫理

ここでは、医療者と患者の共同の意思決定に関連して、インフォームド・コンセントおよび医療の倫理に触れます。インフォームド・コンセント（IC：Informed Consent）は説明と同意と訳されております。

まず、医療を受ける患者と、医療を行う医師（医療者）との間には、どの国でも、どの時代でも、相互の信頼関係が最も大切な視点（大原則）であることが指摘されています。従来、「医師—患者関係」と言われていました。なお、その点では今日、介護・医療の中で、一部とは言え「対抗・契約関係」に変わりつつあるのは、時代の流れとしてみても、憂うべき状態と考えています。

医の倫理とインフォームド・コンセントの簡単な歴史的経過

今から２４００年くらい前のギリシャ時代の医聖「ヒポクラテスの誓い」が医の倫理として、近代まで重視されてきました。私見ですが、医の倫理の進化・変化は、人権とも関わっていると思います。

西欧では14～16世紀のルネサンス期の「文芸（人間）復興」を経て、フランス革命時の「人権宣言」などの考え方が定着しました。

第２次世界大戦後、ドイツ・ナチスの非人道的人体実験が世界の人々の非難の的となり、１９６４（昭和39）年に「ヘルシンキ宣言」という倫理綱領（説明と同意）が、世界医師会で採択されました。

20世紀後半には、特にアメリカで反戦運動・公民権運動が起こり、１９７２（昭和47）年には「患者の権利章典に関する宣言」が示されました。日本では、１９９０（平成2）年に「患者の権利宣言（福岡）」（九州・山口医療問題研究会）として出版されました。それ以降、日本においても、「医療における患者の自己決定権の尊重、インフォームド・コンセントが医の倫理の基本」という考えが徐々に広がり、今日に至っています。

このような時代背景と共に、「ヒポクラテスの誓い」の優れた内容よりも、「医師の父権性（パターナリズム）」の方が好ましくないともされました。

医療でのパターナリズムとは、簡単に言うと、医師が最善の医療行為と思っていることを当人の選択権を無視して行う医療と言えます。日本においても医療の専門性（権威）・密室性・封建性等が指摘される中で、パターナリズムは批判されてきました。

一方、以下は森岡恭彦氏の書物(註2)からの引用ですが、前述の「医の倫理の基本」（ＩＣ）が日本人になじむかと言う点では、日本医師会においても「わが国の…文化的背景・国民性などを考慮し、…」と欧米との違いを分かった上で、取り入れるとされております。（違いとは、例えば、個人主義 対 共同社会、西洋人の合理主義的考え方 対 日本人の感性・情緒、宗教観の違いなどを挙げています）。

当施設への入居中に私たち介護・医療者と入居者さん・ご家族との間で行なわれる何度かの面談で、多くは最後に双方の署名を行うようになっています。欧米社会が育んだ「契約としての医療」という診療形態は、双方の人間関係から「温かさ」がまったくみられないとの指摘もあります。(註2)その面談で双方が話し合った内容を確認する意味で、双方が署名する行為は、森岡氏が指摘しているとおり、「温かさ」がないように思います。それ故に、できるだけご本人・ご家族の気持ちに沿うようにと心がけています。入居者さん・ご家族はどのようにお考えでしょうか?

インフォームド・コンセントのメリットは、医療者側から患者への医療に関する説明がより丁寧になったことだと思います。また、患者側が自分への医療を選択することが出来るようになったことでもあります。ただ、この点に関しては、患者さん自身が自分の病気について、インターネット等でお調べになって得るところもたくさんありますが、本人の心身の状態により適した診断・治療は、経験を積んだ医師・医療者側の意見がより良い場合もあろうかと思います。日本でも普及しているICは、どちらかと言うと、医療者側から幾つかの医療選択肢を示し、患者側が選ぶようになっています。これは、医療者側の責任を回避している側面もあるのではないかとも思います。医療者自身が最良と考える医療を示すことが大事ではないかと考えています。これはまた、家父長的発言・提案となることもあり、堂々巡りです。インターネットで、あれこれ調べているうちに手遅れになった著名人もいました。

欧米でインフォームド・コンセントが広がった背景には、欧米での医療訴訟の急増が挙げられています。医療訴訟の急増は、医学・医療の進歩(人工呼吸器等)と人権思想の広がりと関連していると思います。日本においても、欧米の医療(科学技術・思想)を追随していることでもあり、医療・介護訴訟が次第に増えてきています。

また、日本独自あるいは洋の東西を問わない、医療の専門性(権威主義)・密室性・封建性などを背景として従来闇に葬られていた医療過誤が、人権思想が広がっていく中で、次第に明るみに出ることは、国民にとって望ましいことであります。私には、医療過誤訴訟で、患者側に立った弁護士さんへの支援（医療経過の公正な判断）を数回行った経験があります。私的なことを記載したのは、私がどのような立場で医療を行なっているかの一端を示した次第です。

前述の過程で、新聞・テレビなどの報道の果たしている役割は貴重なものでありますが、医療事故を直ちに医療過誤と結びつける一面的なところもあり、私たち国民は、マスコミ報道からさらに医療事故の根源を掘り下げて受け止める必要があるとも考えています。

人間関係を、信頼・同盟（連帯・協力）関係から対抗・契約関係へと変えていく世界の流れの中で、信頼と契約の両面のバランスをとって取り上げるべきでないでしょうか。近年、信頼・同盟（連帯・協力）関係を回復させる、新たな生命倫理学の講演を聞く機会があり、次項で紹介します。

人格主義生命倫理学

ヒポクラテスの医の倫理の一部を再評価し、近年のインフォームド・コンセントを基礎とする医療倫理を批判する『人格主義生命倫理学(註3)』を、同書の「まとめ」としている箇所の一部を要約して掲載します。

同書のまとめでは、「個人主義生命倫理学」（主として従来から現行のＩＣを基本としている）と

「人格主義生命倫理学」を対比して示されているので掲載します。

	個人主義生命倫理学	人格主義生命倫理学
最高原理	個人の自己決定権	人間（人格）の尊厳原則
思想的起源	ジョン・ロックの革命思想	ヒポクラテスの医の倫理
基本哲学・主導者	（省略）	
医師・患者関係	対抗関係・契約関係	信頼関係・同盟（連帯・協力）関係
尊厳死問題への対応	患者の意思に基づく安楽死を認める	安楽死と執拗な治療を回避し釣り合った治療を行う。包括的緩和ケアの充実を図る
意思を表明出来ない患者への対応	本人の推定的意思または代理人の意思に従う	科学的知識と良心に基づいて医師が判断する。医学的判断を助けるための諮問機関の設置。弱者の重荷を担うことを職業義務に加える

前述の「人格主義生命倫理学」で、個人の自己決定権を否定しているところが、私としては解せないところではあります。

第13話
百寿者の皆さん

昔から「不老長寿」が人間の夢でした。今日でもそれを探求している学者もいますが、生物としての人間には、「不老」は叶わぬことと思われます。数十年前までは、日本人の平均寿命は50歳と言われていましたが、戦後、栄養摂取の向上、衛生環境の改善などにより、長寿はある程度叶うようになりました。(註1) それでも、現在の日本人の平均寿命は2018年時点で女性で87歳、男性で81歳です。百寿者（100歳および100歳を超える人々）は数万人に達しており、今後も増えていくでしょう。米国の研究で、数百人の修道女の死亡時の脳の献体を受けてなされた貴重な報告もあります。(註2) かりぷでも入居者さんの高齢化は進んでおり、「人生100年への挑戦(註3)」の指摘も現実味を帯びてきました。健やかな100歳を目指したいものです。しかし、100歳、105歳を超えることが可能な人、さらには健康長寿となるとかなり少なくなります。

かりぷに入居して、100歳以上になった方々11名を、ごく簡単にご紹介しておきます。お名前の下の数字は、断らない限り死亡時年齢です。11名の方々は、2018（平成30）年5月31日までの入居者さんです。

・貴代さん（１００歳11カ月）

整形外科的疾患で長く入居していました。この当時は毎年血液での腫瘍マーカー2種類を検査しており、前の5年間はいずれも正常範囲でした。ある年の7月から、ＣＥＡ値、ＣＡ19-9値が上昇し始めました。５カ月後に、原発不明がんとして亡くなりました。最後までトイレは自分で行なっていました。１００歳になっても「がん」は新たに発生するものだと教えられました。

・キヨ（筆者の実母）（１０６歳１カ月）

詳細は拙著（註4）に記載しています。最後の半年間は主に尿路感染症を反復し、死因が不明であったので、当施設では初めての解剖（剖検）を行いました。右腎臓に２㎝大の膿瘍（のうよう・化膿巣）がありました。

・炬《たつ》さん（退所時１０６歳11カ月）

肺炎にて近親者の近くの病院へ転院。自力で食事摂取可能。当施設で到達した最高齢者です。退所４カ月後に１０７歳３カ月にて亡くなりました。

・婦美さん（１０１歳10カ月）

93歳頃、急に認知機能低下。言葉数は少なかったが、ちょっととぼけたところがあり、晩年はいつもスーパーの広告を眺めていました。

・ツヤ子さん（100歳6カ月）
認知症と軽いうつ状態もありましたが、静かに過ごしていました。98歳時、右ひじの骨折にて専門的治療を受けました。その後、次第に衰弱し痩せてきたためか、その骨折治療部位から金属片が皮膚を圧迫し、右ひじ外側にただれ（びらん）が生じました。化膿止めではすぐ再発するので、手術に耐えることが出来るかどうか心配でしたが、前医にて金属片除去を依頼しました。転院予定当日に発熱があり、手術は困難と考えられ、入院は取り消し、2カ月後静かに最期を迎えました。この発熱が、本人の意思であったようにも思われました。この発熱がなければ、予定通り手術をして、それが身体面での負担となって、思わぬ最期を迎えていたかもしれません。

・愛子さん（101歳5カ月）
第2章第8話でご紹介しました。

・サタさん（101歳7カ月）
ある日、高熱があり採血をしたところ、肝臓・胆かん系の数値がかなり上昇（発症時97歳）。第2話の事例とほぼ同じ時期であり、私は、ご家族に状況をお話しして、救急搬送としました。この疾患の病院における基本的な診断・治療は、十二指腸カメラによる胆管造影と、総胆管の十二指腸側の開口部を高周波電流で切開し、結石を取り出すことです。これらの一連の診断・治療は相当なリスクと苦痛を伴うことがありますが、治療効果はかなり良好です。この方は、高齢にもかかわらず、最初の診断のカメラ、治療としてのカメラ、残存の結石がないかの確認のカメラと、3回に渡っての苦痛を耐え忍んで、無事帰園しました。認知機能の低下はありましたが、意思表示ははっきり出来、その後の3年間は穏やかに過ごし、最期は老衰にて比較的急速に、また穏やかに衰弱し亡くなりました。本例では、本人の心身の状態を考慮した上で、ご本人・家族の希望も聞いての医療選択でした。医療対応を年齢だけで決めることはしない考えで行なっています。

・禮子さん（101歳5カ月）

整形外科的疾患で入居していました。ほぼ毎日『徒然草』を前に過ごし、また、施設廊下の手摺棒に摑まり「ジャニュアリー、フェブラリー、…」と声に出しながら車椅子から立ち上がる運動をされていました。死亡3カ月前ころから、経口摂取が困難になってきて、ご本人・ご家族と面談（ご本人には大きめの字で状況説明）して、ご本人から「口から食べることが出来るだけで良い、胃ろうは嫌だ」との意思表示も明確でした。ご家族も同意見で、穏やかな最期を迎えました。死亡10日前に毛筆の習字一枚を書いていました。高齢者の最期（老衰）では、死の直前でも、あるいは死が間近になっても、普段通りの生活が保たれていることが少なからずあり、「うらやましい」最期と言えるでしょう。

・千代さん（101歳2カ月）

子どもの頃に辛い日々があったため、被害妄想が一時悪化したこともありましたが、穏やかに過ごしていました。毎年、施設の近くの桜を見に行くことを楽しみにしていました。死亡直前（とは言っても予測していたわけではありませんが）の5月11日も、ご本人から花見に行きたいとの希望があり、職員付き添いで何人かと出かけました。その花見時に嘔吐し、6日後に再度嘔吐し、最期を迎えました。高齢で衰弱しつつあったので、車に揺られての外出は良かったかとの反省もありますが、ご本人の最後の希望を叶えることができた対応でもあり、ご家族も納得されました。

・スワさん（102歳11カ月）

第1章第2話でご紹介しました。

・ユキさん（103歳3カ月）

当施設への入居数年前から難治性の、従って根治療法のない間質性肺炎の診断がついており、その時期から少量の酸素を時折使用していました。入居された時は、102歳11カ月。入居時の聴診器診察で「もしもし」をしますよとお断りすると、すぐ「…カメよカメさんよ」と当意即妙な会話を続けてくれる元気良さでした。2018（平成30）年2月に肺炎を合併し、施設での可能な限りの治療を続けました。抗生剤の点滴をしていましたが、死亡数日前に自己抜去し、看護師には、すぐに「先生には言わないでほしい」と言ったとのこと。死亡前日まで意識は明瞭でありました。残念ながら救命は出来ませんでしたが、点滴抜去という行為から多分、延命は望んでいなかったと思われました。

・芳江さん（102歳1カ月）〈今調査期間後の方〉

2017年12月に入居しています。軽度の脳梗塞歴の他、軽い高血圧症・糖尿病などはありましたが、食事・歩行などの日常生活は不自由なく、日中は編み物などをして過ごしていた健康長寿者でした。2018年6月29日に車椅子で転倒し、右大腿骨骨折が生じ、救急搬送しました。翌日正午頃、骨折治療の手術を受け、無事終了し、帰室2時間後に突然心停止を来し、残念ながら帰らぬ人となりました。救急病院の担当医からは、突然の心筋梗塞ではないかとの判断を示されました。入居時には治療対象にならないくらいのごく軽い徐脈があったので、あるいは突然の致死性不整脈であったかもしれません。

今日、110歳以上の健康高齢者の研究が進んでおり、老化の解明につながる可能性もあります。(註5)

前述の11名の他に、99歳（数えの年齢で言えば100歳）の方も4名いました。これらの十数名は、最後の数日から2、3カ月を除き、短い会話を交わすなど、健康長寿に近かった人たちでした。

看取り期の面談

看取り期の面談は、経口摂取困難時の面談と同じくらい、あるいはより「死」と向かい合う場であるので、もっとも難しい面談です。

なお、高齢者の他の施設を含めて、介護保険上の看取り死亡率はおおむね75％くらいです。(註6、7)

看取り期の面談は、ご家族がほぼ受け入れることが出来る状態になった時に行うようにしています。当施設における看取りから死亡までの期間は、8年間の平均で30日（後に述べる看取り取り消し期間を含めると50日。最短2時間〜最長2年5カ月）です。

入居者さんが、がん疾患を患っている場合は、比較的予後（死亡までの期間）を正確にお伝え出来ます。

一方、非がん疾患では、看取り後に経口摂取が可能となり、6カ月から1年を超える場合があり、1年を超える場合には看取り取り消しをお伝えすることもあります（当施設では4名いました）。調査期間の8年間の看取り死亡111名中、看取り取り消しは3名（2・7％）と、極めてまれでした。また極めてまれでも、ご本人に「生きる力」がある場合があり、看取り取り消しは他施設でも生じており、ある施設では、同じ人に5回の看取りを行ったとも報告しています。

ちなみに、在宅看取りをされているあるクリニックの報告では、看取りから死亡までの平均診療日数は、がん患者が約2カ月であるのに対して、非がん患者では約2年と指摘しています。(註8)

これらの看取り取り消し例を経験して、非がん疾患の場合には、看取り後でも可能な範囲で、あるいはご本人に負担のならない範囲での治療継続を検討しています。

人間の生命力は、計り知れないところもあるし、はかないところもあり、誠に不思議であり神秘的です。

お別れの会

ご遺族が、家族葬で行なう意向なので、職員の参加は遠慮してほしいとの場合もありますが、参列が可能な場合は職員も参加させて頂いています。質素でも心のこもった葬儀や、にぎやかな中にも涙・涙の葬儀と、お別れの会も一人ひとり異なっています。私は参加出来ないことが多いのですが、後日、ご遺族からの丁寧なご報告もたくさん頂いており、ご本人・ご遺族から多くのことを学んでいます。以下は、現ケア科科長荒木久子氏からの報告です。

私たちは、入居者さんの苦痛が最小限度で、穏やかな最期を迎えていただきたいという思いでケアを行なっています。

葬儀の経歴紹介で、初めてその方の趣味や好きだったことを知ることもあります。ご家族から、施設への感謝の言葉を頂き、心救われることもあります。中には施設に入居させてしまったとの負い目を抱えるご家族もいらっしゃいますが、施設での生活をお伝えすることで、安心される方もいました。

看取り後、私たちは自分たちのケアを振り返ります。施設での最期を選択された入居者さんとご家族が、この施設で看取りを迎えてよかったと思って頂けるように、一例一例から学び、チームで連携して看取りを行いたいと思います。

第3章　面談時の説明文書

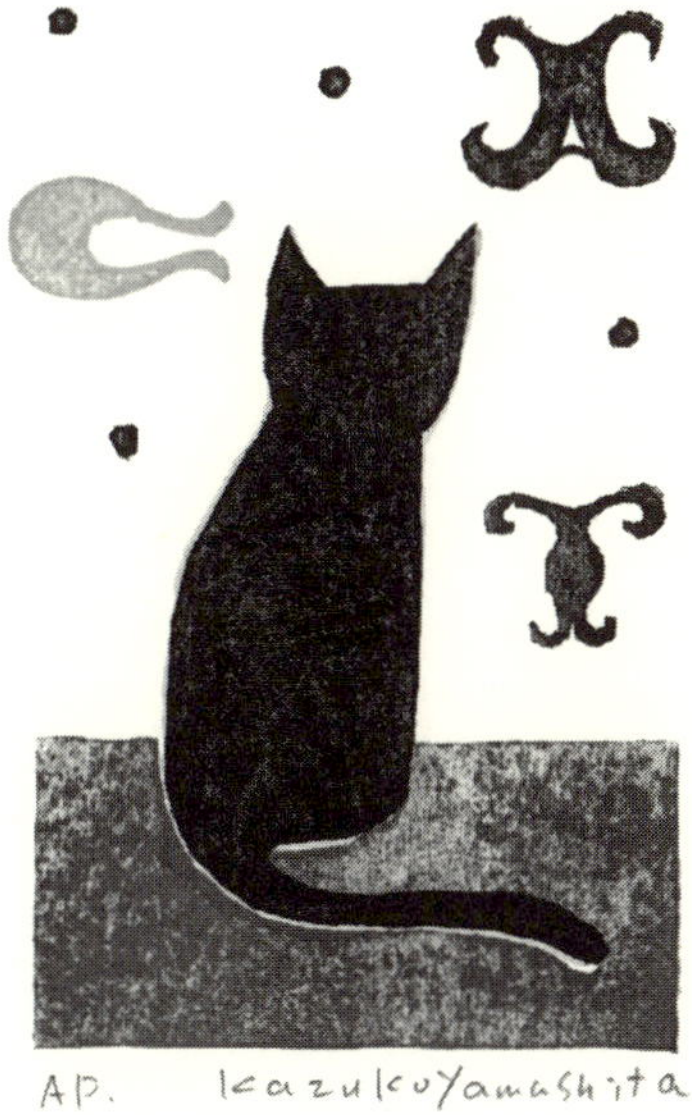

この章では、入居時、救急搬送時前後、経口摂取困難時、終末期（人生の最終段階）、旅立ちの時（看取り期）、それぞれ医療面談時に用いている説明（通常A4大のプリント数枚）に加筆したものを再録しています。今後も、入居時に一括して、あるいは各面談時毎に、A4大の小冊子として説明し、お渡しします。

ここに掲載する5種類の面談説明の文章は、それぞれの時期の一般的な医療対応事項で、これらとは別に、主に一人ひとりの入居者さんの医療面の状況をA4大のプリントで手書きした文書をお渡ししています。

本書の「はじめに」でも触れていますが、入居者さん一人ひとりが違った人生を歩んでいるように、出会う医療もその対応も、それぞれ異なることは強調しても、し過ぎることはありません。

必ずしも五つの面談をすべて順番に行うわけでありません。また、状況によっては面談なし、あるいは1、2回の面談のみの場合もあります。最近は、入居者さんの持病が重症である場合が多く、入居時面談と同時に、看取り面談を行うことが増えてきました。

この章の五つのテーマに関連した補足を、巻末資料2～6として示しました。少々難しいところもありますが、読んでいただければ幸いです。

今後は、本書を入居時にお渡しして、入居時面談までに、（特に忙しいご家族には）最小限この章の1項と2項を読んできていただくと、実際の面談時には、ご本人の歩んでこられた人生や趣味・性格などもゆっくりお話し出来、面談も充実したものになると考えています。

可能であれば、かりぷへの入居を考えているご本人・ご家族に、入居決定前に本書を貸し出しますので、読んでいただくのが一番良いと思います。

1．入居中の医療対応（2項から5項までの概要）

はじめに

特別養護老人ホーム「かりぷ・あつべつ」へ入居される皆さん・ご家族、または既に入居されている皆さん・ご家族へ。

ご家族の皆さまには、自宅あるいは他施設でご苦労されながら介護・看護をおこなって来られたことに敬意を表します。

入居者さんが当施設で出来るだけ長くかつ、快適に過ごしていただけるよう、職員一同心を込めて対応いたします。

以前から入居者さんを良く知っているご家族の指摘は大事であり、遠慮なくご意見をお寄せください。介護職員からみて、入居者さんの体調変化があれば、医務室への連絡も大事です。

当施設では、介護および医療に関するさまざまな法律や各種ガイドラインを基本として、また「かりぷの宣言」（巻末資料1）に基づいて当施設での介護・医療を行います。

施設での集団介護と家庭での個別介護（マンツーマン対応）にはそれぞれメリット・デメリットがあることをご理解下さい。特養施設の役割は介護が基本です。

特養は、入居者さんが「その人らしく過ごしていただくところ」です。

私たちは入居者さん・ご家族の皆さんから、「入居者さんが過去にどんな生活を送って来られたのか」、「現在どのようなお考えを持っておられるのか」、また「将来いつかは訪れる〝人生の最終段階〟をどのように迎えようとしておられるのか」などのお話をお聞きし、一人ひとりの介護・医療の在り方を、皆さんと一緒に考えていきたいと思っています。


医務室は、入居者さんが希望する、あるいは必要とする医療対応を主に医師および看護師が担当します（近年、厚労省の指示により、医療行為の一部が介護職員も可能となっています）。担当医師は週2～3回の診療を行い、そのなかには入居者さんが生活している5つのユニットをそれぞれ月1回診察する回診があります。

他に、臨時の医療対応が必要な場合には、その都度対応しています。ご本人・ご家族（状況によってはご家族のみ）との面談で皆さんの希望をお聞きします。医療関連の面談は、入居時・救急搬送前後・経口摂取困難時・病気の終末期・看取り期に、また状況に応じて随時行います（8年間の面談記録は402回・入居者さん一人当たり平均2・7回。面談回数は0から最多数10回）。

以下、皆さんの希望を推測しながら、医務室の基本的考え方を述べます。

入居中の医療対応

特別養護老人ホーム かりぷ・あつべつ

重要事項説明書 8．項の補足　　2017年8月 改訂

文責　同 医務室長 仲 紘嗣

入居される（既に入居されている）皆さん・ご家族のみなさんへ

～入居前・入居時にお読み頂き、
「急変時や終末期の意思確認書」にご希望と署名をお願い致します～

～はじめに～

特別養護老人ホーム「かりぷ・あつべつ」（以下、「かりぷ」）へ入居される皆さん、または既に入居されている皆さんへ.

はじめに、ご家族の皆さまには、自宅あるいは他施設でご苦労されながら介護・看護をおこなって来られたことに敬意を表します.

入居者さんが当施設で出来るだけ長くかつ快適に過ごして頂けるよう、職員一同心をこめて対応いたします.

以前から入居者さんを良く知っているご家族の指摘は大事であり、遠慮なくご意見をお寄せください. 合わせて介護士の医療面の指摘も大事です.

当施設では、介護および医療に関するさまざまな法律や各種ガイドラインを基本として、また「かりぷの宣言」に基づいて当施設での介護・医療を行います.

施設での集団介護と家庭での個別介護（マンツーマン対応）にはそれぞれメリット・デメリットがあることをご理解下さい. 特養施設の役割は介護が基本です.

「医務室の5つの役割」は「入居者さんの5つの希望・課題」

第一　前医から指摘されている病気の治療を継続し、健康を保つこと

入居時の診察、最小限の検査（血液数十項目と心電図）を行います。胸部レントゲン写真は年1回。また、前医が複数の場合、薬に重複がないかをチェックするとともに、近年、特に高齢者の服用薬剤が多すぎると各方面から指摘されており、最小限の薬を用いることを検討します。入居後、当施設からの定期処方発行時には、処方を控えた方が良いと考えられる場合には、出来るだけ少なくします。

薬は、近年優れたものも出ており、病気の治療・健康の維持に寄与しておりますが、「薬も過ぎれば…」との言葉があるとおり、副作用に注意しながら、また時勢に流されず、宣伝に踊らされず使っていきます。

当施設における入居者さんの薬剤服用状況は１０８～１０９頁にデータとして掲載しています。

第二　持病が悪化した場合や新たな病気が生じた場合の医療対応

施設によって、すべて搬送するあるいはほとんど搬送しない（いかなる状況にあっても搬送しないで施設で看るとの契約をしている）等の違いがあり、高齢者・認知症の方々の救急医療をめぐって「過剰医療」「過小医療」がみられることも指摘されています。(註1) これらのことは、経営主体の考え方や医務室の有無により生じる差異と思われます。当施設では、「適正な」医療対応を目指しています。

認知症があってもなくても高齢者の皆さんへの医療対応の基本は、次のように考えています。

（1）新たに生じた病気の程度を医学的に判断し、

（2）ご本人・ご家族のご意見を尊重し、

（3）かつ、入居者さんの普段の身体・精神両面（心身）の状況をも考え、

（4）前記（1）（2）（3）の状況に応じて、当施設で診るかあるいは病院への救急（または予約）搬送を行うかを検討します。

搬送後、元の生活を送ることが出来る場合と、搬送先で亡くなる場合もあります。救急搬送では環境が変わることや、一般的な医療行為であっても身体拘束を伴うこともあり、高齢者・認知症の方々には苦痛が大きい場合があるのでご本人の意見を出来るだけ尊重します。

（3）については「看取り期」では、本人の苦痛が著しい場合を除いて基本的に救急搬送しない方針です。また、「終末期」およびそれ以前でも、ご本人の意思・ご家族の希望・医学的判断を総合して、救急搬送しない選択もあります。

第三　口から食事を摂ることが出来なくなった場合の対応

今から20～30年前までは、高齢者が徐々に弱って、口から食事をとることが出来なくなったら、自然な最期を迎えることが通常でした。

今日の医学医療の進歩は著しく、このような場合でも、さまざまな方法で「生きること、命をつなぐこ

と」が可能な時代になりました。その一つに胃ろうという技術があります。（胃ろうに関しての詳細な説明は本章3．および巻末資料3にておこないます）。この技術の選択には、ご本人の意思が大事と考えています。本人の意思が無視され、生物学的に「生かされる」という場合もあります。日本では2010年前後まで、口から食事を摂ることが出来なくなったら、胃ろう造設が当然とされていました。ちょうどその頃から、胃ろう造設の結果、自然な最期を迎えることが出来なかった等の声が種々出始めました。2012年に「日本老年医学会」から胃ろう造設の適応を慎重にすることが重要との提起がありました。また2015年4月から、厚労省は高齢者・認知症の方々への胃ろう造設は、将来再び口から食べることが可能となる場合が35％以上であることを推奨しており、その数値に届かない病院へは、胃ろう造設術の診療報酬を下げるとしています。

胃ろうのことを、ここで提起するのは、入居者さんが突然脳梗塞などの大きな病気になり、発病した疾患は治っても、口から食べることが出来なくなった場合に、搬送先の病院で比較的早期に、胃ろうについてどうしますか？と本人・家族に問われる（時に、迫られる）からです。普段から、胃ろうについて考えておかなければ、時勢に流され、時には病院の都合で勧められる場合もあります。

ご本人の意思が大事であることは既に述べましたが、ご本人が意思表示出来ない場合には、ご家族から、ご本人が元気であれば、あるいは元気な時には「こう考えるであろう」との情報をお伝えください。

ご家族からは「いつまでも生きていてほしい」との当然な希望があり、それが本人の希望と一致すれば良いのですが、そうではない場合には、個人の尊厳を損なうことにもなります。

ご本人の意思、ご家族の希望を尊重しながら、医務室からの医学的判断も示し、ご本人にとって最善の選択～関係者が納得のいく共同の意思決定をいたします。

第四　徐々にまたは急速に体力・気力の衰えが進行した場合で、最善の医療を尽くしても回復が困難と考えられる状態になった時の延命医療

当施設の皆さんの死生観を伺うと、「自然に逆らわずに」から「いつまでも生きていたい」、家族では「可能な限り延命してほしい」など、さまざまな考えがあります。

一方、「自然で穏やかな最期を迎えたい」という希望と、「救急車で病院搬送される方々の一部（実際にはかなり多数）には、高度に進歩した医療機器による、ある面過剰な延命医療を不本意ながら受ける」という現実があります。

高度な医療を受けるのが当然という医療観が現在の日本の医療者・国民の双方に根強くあるなかで、「自然で、穏やかな最期を迎えたい」との意思は相当強固でなければ成し遂げられない状況にあります。

入居して元気にしている場合でも、まれに病状の急変ということがあります（第2章第7話～第10話を参照してください）。そのような場合を含めて、既述（41頁）しましたように、入居後早期に「急変時や終末期における医療等に関する意思確認書」にてご希望を伺うようにしています。

第五　人間として受け入れなければならない最期をどこで過ごしますか

当施設では、ご本人あるいはご家族からの転院希望がない限り、また最期を迎える時期に著しい苦痛が伴わない限り、当施設からの「旅立ち・看取り」を行っております。人生の最終段階（医学的には終末期）、看取り期に、それぞれご家族との面談を、時には繰り返し行います。なおこの項については本章４項と５項で詳しく述べます。

2．入居者さんの健康維持と持病を診る

［特別養護老人ホーム「かりぷ・あつべつ」重要事項説明書8項の補足2019年］

（入居時面談小冊子『かりぷ・あつべつへ　ようこそ』より）

入居者さんそれぞれの医学的状況は別紙「入居時のご説明・A4一枚」にてお知らせしております。本書はかりぷにおける一般的な医療対応説明書です。

さん（西暦　年　月　日　生まれ。　歳　カ月）

第一　一般的事項（この項は『認知症[註1]』を参考にしています）

認知症とは「一度成熟した知的機能が何らかの脳の障害によって広汎に継続的に低下した状態で、かつ一人での社会的生活が困難となった状態」と定義されます。

病気の原因別にみた分類は次頁の一覧表を参照してください。

認知症の分類：囲みは四大認知症

（1）　神経細胞の変性疾患

①　アルツハイマー型認知症

アルツハイマー病、アルツハイマー型老年認知症

②　レビー小体型認知症

パーキンソン病・幻視を伴う

③　前頭側頭葉変性症

ピック病

他に2種類あり。特徴は人格変化・反社会的行為など

（2）　血管性認知症

（3）　その他の原因

内科疾患・脳外科疾患など約70種類の病気が挙げられております。

若年性認知症は別分類です（72頁で触れました）。

若年認知症の原因傷病名は、血管性が40％、アルツハイマー病が25％、脳の外傷性が8％です。

正確な診断がなされず入居される方も少なからずいます。入居者さんの状態を観察し判断いたします

かりぷ・あつべつ へようこそ

新しくあるいは継続入居中の皆さん・ご家族の皆さんへ（入居後の医療対応）

特別養護老人ホームぷ・あつべつ 医務室　’14/ 改定

＿＿＿＿＿＿＿＿＿＿さん（西暦＿＿＿年＿＿＿月＿＿＿日＿＿＿歳）

個別には「入居時のご説明」を致しました。　**本書は一般的な医療対応説明書**です。また、医療対応でも特に重要なテーマについての当施設の考え方は、いくつかの小冊子にて、順次ご説明致します。

1：　一般的事項

認知症とは「一度成熟した**知的機能＊**が何らかの脳の障害によって**広汎に継続的**に低下した状態で、かつ一人での**社会的生活が困難**となった状態」と定義されます.

病気の**原因別にみた分類**は右図を参照して下さい.

若年性認知症（若年期認知症：18～44 歳，初老期認知症：45～64 歳）は**別分類**です.
（血管性 40%,　「ア」病 25%,　外性傷 8%）

-**認知症の分類：囲みは４大認知症**-

A：神経細胞の変性疾患
1）アルツハイマー型認知症
「ア」病,「ア」型老年認知症
2）レビー小体型認知症
パーキンソン病・幻視を伴う
3）前頭側頭葉変性症：ピック病
他 2 種類あり．特徴は人格変化・反社会的行為など
B：血管性認知症
C：その他の原因
内科疾患・脳外科疾患　など

正確な診断がなされず入居される方も少なからずおられます。入居者さんの状態を観察し判断致しますが、必要な場合は専門医への精密検査を依頼する場合があります。

＊当施設では、入居者さんの**認知症の程度を示す指標**として主に**FAST**（**アルツハイマー型認知症の機能評価**）を用いており、**改定長谷川スケール**（**HDS-R**）も参考にしています（別紙）.

が、必要な場合は、専門医への精密検査を依頼する場合があります。

当施設では、入居者さんの認知症の程度を示す指標として主にFAST（アルツハイマー型認知症の機能評価）を用いており、改訂長谷川式簡易知能評価スケール（HDS-R・日本で普及）およびMMSE（国際比較可能）も参考にしています。

ただし、HDS-Rでは、脳血管障害などでの言語障害があると答えられない場合があり、HDS-R値が低く出ることや、FASTでは、対象をアルツハイマー型認知症としており、脳血管障害などでの片麻痺があるとFAST値がより重症になるなど、それらを考慮する必要があります。FASTは別表として面談時にお渡しします。

アルツハイマー型認知症の一般的経過

認知機能障害（中核症状）に加え、行動と心理症状（従来：周辺症状）が現れる場合もあります。

初期（第1期）には数分前のことを忘れる・日時が分からなくなる・被害妄想などの症状が現れます。

中期（第2期）には昔のことも場所も分からなくなり、多動・徘徊が見られるようになり、日常生活も一部介助が必要となります。

後期（第3期）では近親者も分からなくなり、日常生活は全面介助が必要になります。

最終的には嚥下障害により自分で食べる事が出来なくなり、また全身の拘縮により一人で動けなくなります。多くは肺炎を繰り返し、全経過は数年から二十数年と言われています。現状では前述のごとく経過は明るくはありませんが、認知症早期に治療をおこない、治療効果を得ようと研究されています。

認知症改善の薬および健康食品の治療効果

２０１１年発売の４つの新薬については有効性、副作用をご説明した上で、専門医へ紹介する場合、当施設独自に取り組む場合があります（いずれも進行を一時的に抑える程度。２０１８年に4種類の薬のいずれでも、統計学的に認知症改善効果はないとの衝撃的な報告がありました[註2]）。

一方、認知症の未来に少し希望の持てる健康食品が市販されています（費用は希望者負担）。一部の医師の間で一定の効果を上げており、当施設でも検討中です。

第二 入居後の医療対応に関する一般的事項

医務室は入居者さんが種々の疾病に罹患した場合まず、①新たに生じた病気の程度を医学的に判断し、②ご本人・ご家族のご意見を尊重しながら、③入居者さんの普段の身体・精神両面の状況をも考え、④前述①②③の状況に応じて、当施設で診るかあるいは病院へ救急または予約搬送するかを検討します。

救急搬送にあたっては、当施設に戻ってほぼ同じ生活が出来ると判断される場合、関連病院または他施設での診療を依頼することを基本とします（救急搬送先での死亡は、搬送実人数で約20％）。

（1） 当施設で発生する疾病の8割は感染症です。もっとも多いのが急性肺炎です。認知症による嚥下機能低下に伴う誤嚥性肺炎が多いのですが、市中肺炎の罹患、インフルエンザの流行期の二次性の肺炎もあります。近年はノロウイルスによる感染性胃腸炎が周期的に流行しています。

（2）次いで、尿路感染、胆管炎・胆嚢炎、脳血管障害、心筋梗塞など、その他一般の病気（まれな病気も含めて）すべてを発症する可能性があります。家庭でも施設入居でも高齢者、特に認知症入居者さんに避けることが出来ないのが転倒、骨折です。転倒予防のさまざまな対応は致しますが、原則的に身体拘束は致しません。

（3）入居前までがんが見つからなくても、入居直後にあるいは長期入居後に分かる場合があります。当施設のがん死亡は、2010年から8年間の集計で21名、全死亡退所者の14％相当です。当施設におけるがん診断の多くは、入居時あるいはその後の採血で腫瘍マーカー値の異常を認めた場合に、その数値に応じた一定期間後の採血にて行います。初回の異常値が倍増していく場合はがんの疑いが強くなり、かつその場合は進行した癌であることが多いです。早期発見であれば、適切な治療を受けることも可能な場合があります。手術・抗がん剤治療・放射線治療が望めない進行がんの場合、関連施設の協力を得て、可能な限り当施設での緩和治療を目指します。

（4）このように（1）（2）（3）に関して、どうしても病気を患ったり、また転院するなど環境が変わると、体力面・精神面ともに低下することがあります。そのような場合でも、帰園後改善することもあります。

当施設の入居者さんが内服している薬についての簡潔な報告（薬剤服用状況）

以下は、2018（平成30）年5月10日の『かりぷカフェ』で「高齢者の飲む薬の話」と題して報告した一部です。外用薬、点滴は含まれていません。この時点での入居者さんは82名です。

・82名の1日の総薬剤数は、377種類662個でした。お一人当たりでは、4・5種類、8個です。

・82名中19名（23％・約4人に1人）は7剤～15剤までの多剤投与です。

ここでは二つの点について触れておきます。第一に近年、医学雑誌・新聞報道でも、繰り返し、高齢者への薬剤投与は減らすべきとの指摘・警告等が行われております。当施設でも可能な限り、内服薬を減らすことを目標にしています。

薬を一人ひとりの入居者さんへ仕分けして、正確に届け、内服を確認する介護・医療業務としては相当の人員・時間を要します。配薬業務を減らし、入居者さんとゆっくりお話する時間を持つことも大事です。

二つ目は、「認知症の行動と心理症状」（BPSD）についてです。その場合には、まず興奮しやすい病状の入居者さんへの接し方や環境整備などが大事です。次いで、そのような対応をおこなっても改善しない場合は、やむを得ず、抗精神病薬を当施設で処方するか、専門医へ紹介致します。因みに、2018年5月の時点での、当施設の入居者さんの約2割（16名）が、主に前医からの処方として、抗精神病薬（商品名：クエチアピン・グラマリール・リスパダール等）を内服しています。

このBPSDという病態はご本人もつらいことであります。他の入居者さんまたは職員へ影響を与える行動と精神症状を呈する頻度はさらに低く（数名以内）はなりますが、その影響はかなり大きく前記対応が必要となります。

3. 経口摂取困難時の面談

特養の入居者さんには、一人ひとりの人生があります。そのなかでも、入居者さんの一人ひとりがどのような生き方を希望するのかということは、とても大事です。入居中に幾つかの医療選択をしなければならない場合があります。その一つに、口から水分や栄養をとることが困難になった時に、どのように過ごすかという、とても大きな課題があります。

水分・食物の経口摂取困難は、多くは人生の最終段階を迎える老衰や持病の悪化により生じます。ただし、このような状態はあらたな病気、多くは感染症に罹患した場合にも生じます。あらたな病気を乗り越えるご本人の体力・気力が大事ですが、あらたな病気の重症度および医務室または病院での治療などが結果を左右し、再び経口摂取可能な状態になることもあります。

これらの状況を克服しても、高齢者においては、再発を繰り返し、人生の最終段階としての水分・食物の経口摂取困難が続く可能性が高いので、「自然に過ごしたい」のか、「人工的水分・栄養補給法を希望する」のか、との選択が必要となります。

「人工的水分・栄養補給法を希望する」場合、後で述べる医学的判断（適応）も大事ですが、まずご本人の希望、ご本人の意思が不明な場合は、ご家族から例えば元気な時にはこのように言っていた、あるいは本人の元気な時の気持ちを推測していただく、それも分からなければ、ご家族の希望などをお聞きします。

特養入居者さんが経口摂取困難になった時

2017年7月、9月改定
特養「かりぷ・あつべつ」医務室
仲　紘嗣・
同席職員名

特養の入居者さんには，一人ひとりの人生があります。その中でも、入居者さんの一人ひとりがどのような生き方を希望するのかと言うことは、とても大事です。入居中に幾つかの医療選択をしなければならない場合があります。
その一つに、口から水分や栄養をとることが困難になった時に、どのように過ごすか、と言うとても大きな課題があります。

水分・食物の経口摂取困難は、多くは、人生の最終段階を迎える老衰や持病の悪化により生じます。ただし、このような状態は、あらたな病気（多くは感染症）に罹患した場合にも生じます。あらたな病気を克服するご本人の体力・気力が大事ですが、あらたな病気の重症度および医務室または病院での治療などが結果を左右します。

これらの状況を克服しても、高齢者においては、再発を繰り返し、人生の最終段階としての水分・食物の経口摂取困難が続く可能性が高いので、「自然に過ごしたい」のか、「人工的水分・栄養補給法を希望する」のか、との選択が必要となります。

「人工的水分・栄養補給法を希望する」場合、後で述べる医学的判断（適応）も大事ですが、まずご本人の希望、ご本人の意思が不明な場合は、ご家族から本人の元気な時の気持ちを推測（忖度）して頂く（例えば元気な時にはこのように言っていた)、あるはそれも分からなければ、ご家族の希望などをお聴きします。

ご本人・ご家族の皆さんのご希望とともに、私たち介護医療者側からの医学的判断も示し、三者が納得の行く結論を探して行きます。
なお、日本の胃ろう実施状況等については、別紙に掲載しておりますので、皆さんのご判断の参考にして下さい（ご希望であれば、関連一般書をお貸しします)

1

ご本人・ご家族の皆さんのご希望とともに、私たち介護・医療者側からの医学的判断も示し、三者が納得のいく結論を探していきます。

なお、当施設の8年間の胃ろう実施状況については、巻末資料3に記載しています。皆さんのご判断の参考にしてください。またご希望であれば、関連一般書をお貸しします。

第一　かりぷにおける入居者さんへの水分・栄養の提供内容

第1期：入居時（常食・刻み食・ミキサー食・ソフト食・ゼリー食・高カロリーゼリー・各種のジュース類）

第2期：食事摂取変化時（摂取量低下・ムセ・体重変化）

第3期：食事摂取困難時期（「胃ろう」「自然経過をたどる」選択）

第4期：食事からゼリー食へ変更（食事を止める時期）

第5期：経口摂取中止時期（ゼリーを止める時）

第6期：看取り期

高齢者の食物の経口摂取については、今日なお研究が進められており、例えば側臥位での食事摂取など、当施設でも可能な限りの方法を取り入れ、入居者さんが口から食べることを援助していきます。

専門医による診察（入居時・必要時）およびその結果により、必要な人には嚥下造影検査（VF＝swallowing videofluorography）をお勧めします（この2019年10月まで、14年にわたって、月1回、口腔外科医のM先生に診療して頂いておりました）。先生の御厚意での無償の診療に感謝致します。

第二　入居者さんの経口摂取困難時の対応

（1）　ご本人の意思

現在または元気な時に、口から食べたり飲んだり出来なくなったら、生き方として

①「自然な生き方をしたい」と考えている（いた）。

②「どんな方法でも長生きしたい」と考えている（いた）。こちらの場合、具体的方法は？　胃ろう、中心静脈栄養、その他（中心静脈栄養および鼻腔栄養は当施設ではできません）

③「家族または医師側に任せる」

本人は、「分からない」または「回答不可」

本人の意思は、必ずしも言葉で表すとは限らず。非言語的しぐさも大事です。

（2）　ご家族の意向

本人の前記の意思を「受け入れる」、「受け入れ難い」、「返答できない」。

本人が前記①②の意思表示が出来ない場合、家族から、本人の元気な時の気持ちを推測（忖度）して頂く。例えば、元気な時に、このように言っていた。

（具体的に：　　　　　　　　　　　　　　　　　　　）

本人の意思が分からない場合も分かる場合も、家族の希望は？

「胃ろう・その他の人工的水分栄養補給を希望している」、「それらを希望しない」、「分からない」、「家族で意見が分かれている」

（それぞれの理由があれば記入して下さい。：

署名：　　年　月　日：ご本人（　　　）・ご家族（　　　）

更新：　　年　月　日：ご本人（　　　）・ご家族（　　　）

（3）　胃ろう・その他の人工的水分栄養補給に関する介護・医療者側の判断

胃ろう（PEG）の適応

『消化器病診療～良きインフォームド・コンセントに向けて』（日本消化器病学会監修・２００４年）の専門書を参考にしています。このガイドラインでは「多くの場合、意思決定は患者ではなく家族である。…家族の満足度も考慮にいれるべきである」とあります。このことは現時点で多少は改善していますが、今なおほぼ同じ状況と考えられます。

・当施設での対応として、入居者さんの意思を第一に尊重します。

・全身状態の判断（終末期・身体が拘縮状態などではＰＥＧは困難）。疾病による判断（出血傾向・がんおよびその転移の可能性があれば適応なし～ないし慎重に検討。感染症があれば治癒後に検討）。

・将来、経口摂取出来る可能性が35％以上であることが望ましい（２０１５年4月から厚労省・診療報酬改定）

・一般的な老衰・疾病の終末期・アルツハイマー型終末期は適応なし。脳血管障害の場合は、本人の意思・家族の意向も尊重する（会田論文・第2章第11話の註3参照）。
・本人はＰＥＧを希望していない場合、また意思表示が出来ない場合などで、家族が「どうしてもＰＥＧ希望」とする場合には、協議必要。
・「鼻腔栄養」も基本的にＰＥＧと同様。かりぷでは実施しておりません。この方法を希望する場合は退所していただきます。
・中心静脈栄養法（ＩＶＨ）は鎖骨の下から管（チューブ）を通して、高カロリー投与可能。かりぷでは対応出来ず、この方法を希望する場合は退所。ポートと呼ばれるより簡便な方法も同じく退所していただきます。

胃ろうのメリット・デメリット

メリットとして、本人の意思で付けた場合、「胃ろうを付けて、口から食べることが出来るようになる場合がある・元気になる、何かをする、あるいは人生を楽しむ」。あるいは「生きているだけでもいい」。

デメリットとして、入居者さんにとって大きな楽しみでもある食事がＰＥＧに代わり、食事を介しての介護士との交流がほとんどなくなる。

自分の意思で注入栄養量を調節出来ればいいが、そうでない場合は、本人の意思ではなく他者により水分栄養をコントロールされる（非倫理的行為と考えます）。

本人の消化機能を超える過剰な水分・栄養の注入は、その逆流による気管支炎・肺炎を引き起こす。時に吸痰などの苦痛が伴う、あるいは救急搬送を繰り返し、人生の最終段階を引き延ばすことにもなる（これらも非倫理的行為と考えます）。

同じくデメリットとして、一度付けた医療器具（人工呼吸器・ＰＥＧなど）は、倫理上簡単には外せない（註1）。

胃ろうの実際

・胃カメラの苦痛・事故のリスクはゼロではない（高齢になる程、苦痛・事故のリスクが増大）。
・胃ろう造設時のリスク（出血・穿孔・他臓器損傷など）。
・胃ろう造設後のトラブル（多くは順調な経過を期待できるが、胃ろうチューブ交換時の事故、胃ろう周囲組織の感染、下痢の持続、まれにバンパー埋没症候群など）。

（4） 参考事項

①ＰＥＧ新規実施数・予後の日本と欧米の比較：２０１３年12月12日の朝日新聞報道では、日本では年間10万件弱、人口当たり英国の10倍以上。50％生存率は、日本で2年、米国1年。
②ＰＥＧ希望：本人の約90％は望まない。家族は、自分は望まないが家族にはＰＥＧを希望したい。文化的背景：大井玄「日本人は、人と人との「つながり」のつよさがあり、「延命」目的とした医療を受ける傾向がある（同時に本人の「意向」を無視して家族の意向を優先する場合が多い）（註2）」。
③救命医療を至上とする立場。従来の医師のなかには、胃ろうの場合を含めて、本人の意思・希望を聞かずに行ってきた・行なっている。科学者・医師には、技術をどう使うかが問われている。同時に受益者

が決めるべきこと（第1章第1話の註3参照）。

④今日、進歩した科学技術を受けるのが当たり前、との考えが広がっているなかで、自然で穏やかな最期を迎えることは、本人の意志が相当強固でなければ、成し遂げることが難しい時代。

⑤胃ろうを選択しない場合、徐々に最期を迎えることが多い。「口から飲めるだけ、食べることが出来るだけ」あるいは「枯れるように最期を迎えることが理想的」とも言われている。実際その通りであるが、そばで看ている家族・介護者・医療者には、感情的につらいものがあり、点滴に頼りがちになる。ただし、これもご本人の希望・了解などが必要と考えています。また、過剰な点滴・栄養はご本人の喘鳴などの身体的負担を増す場合があり、そのような場合は医学的判断として、点滴・栄養は中止します。ご家族の希望・意向を無視は出来ない状況もあります。

4. 人生の最終段階（終末期）の面談

従来から、終末期医療という言葉を医学的な側面から使ってきましたが、近年は、ご本人の視点から人生の最終段階の医療およびケアとの表現も良く見かけます。介護・医療における主体ということを考えると、後者は個人の尊重・自立という視点が出ており、こちらの表現が好ましいと思います。

両視点を人間の一生という時間の流れでみると、人生の最終段階にはかなり幅広い期間を想定しており、終末期は看取り期までの期間が「やや」、あるいは「かなり短い」と考えられます。

実際はこれらの二つの言葉をほぼ同じ意味に使っており、以下では、医療に限っては終末期（医療）などと使います。

人間は他の動物のように本能だけで生きるのではなく、人類発祥とともに、さまざまな道具を用いて生き延びてきました。その結果、高度に進歩した科学技術を享受し豊かな社会を築き、今日の長寿社会が到来しました。医療面では、人工呼吸器、人工透析、心臓ペースメーカーと数限りなくあり、胃ろうもその一つです。

その結果として、従来からある人間の「自然に生き、自然な死を願う」ことと、「延命医療を受けるべきかどうか」の間でさまざまな葛藤（ジレンマ）が生じます。特に、高齢・超高齢社会になって、このジレンマは深刻になってきていると思います。

ここでは、主に老衰、認知症の終末期、進行したがんおよび非がん疾患の終末期医療を考えてみます。

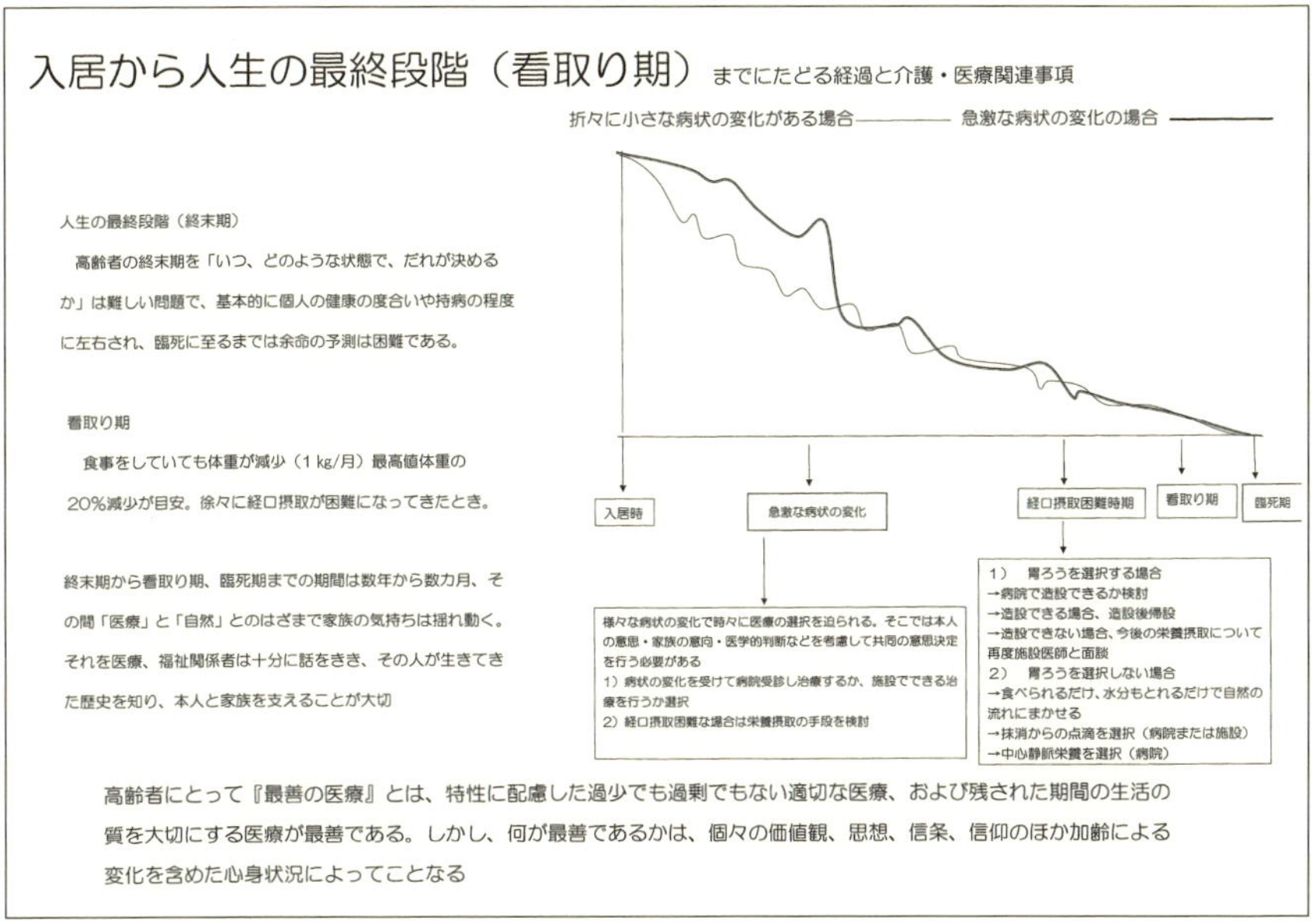

当初、終末期の面談時の説明は「胃ろうおよび終末期医療について」の文書でおこなっていました。その後、「胃ろう」は特に重要であり、3.「経口摂取困難時の面談」と変更しました。終末期医療については、5.「旅立ちの時（看取り期）の面談」をご家族が了解できる場合は省略しております。一方まだ、ご家族に受け入れる心の準備が無いと察せられる場合には、その場で終末期の面談に切り替えることが少なくありません。その場合、近年は掲載図の「終末期面談表」（当施設 ケア科副科長 南　雅作成）を用いています。

「人生の最終段階」（終末期）の医療に関するガイドラインの概要

厚労省（2007年）・日本医師会（第10次生命倫理2008年）・全日本病院協会（2016年）他が終末期医療に関するガイドラインを作成しました。当施設の医療・看護・介護もこれらのガイドラインに基づいておこなっていく考えですが、次の視点を重視します。

終末期医療に関する考え方は医療者・国民の双方になお幅広い意見があり、『情報共有—合意』（清水哲郎）の考え方、即ち医療情報と患者・家族の思いを双方が充分に話し合って共有することにより合意形成を行うことが重要な視点です。

・各種ガイドラインで用いている言葉の整理

終末期を　急性型（脳血管障害・事故などによる脳死状態を想定）
　　　　　亜急性型（がん末期）
　　　　　慢性型（高齢者・認知症　他）

と分けて考えています。

広義の終末期、狭義の終末期（臨死状態）との分け方もあります。

また、慢性型終末期・広義の終末期の定義として、最善の医療を尽くしても、病状が進行性に悪化することを止められずに死期を迎えると判断される時期としています。

註　当該患者が終末期にあるかどうかを慎重に判断する必要がある（日本医師会）。
終末期の定義に具体的な期間の規定を設けなかった（老年医学会）。
認知症は、現在の医療水準では徐々に終末期に向かいます。合併症としての急性疾患（予測の範囲内・外）で死を迎えることもあります。
認知症を伴った脳血管障害は再発を繰り返す度に終末期に向かいます。その重症度・心肺機能の状態などで予後は異なります（以上の2項：筆者補足）。

日本医師会XV次生命倫理懇談会「終末医療に関するガイドライン（改訂版）」2019年の一部を要約

・慢性型終末期・広義の終末期に入居者さんが至った場合
患者本人の意思決定（延命措置辞退など）があれば、慎重に検討し当該患者の意思に沿うように対応する。

同時に家族が入居者の意思を尊重出来るかどうかも伺う。
・本人の意思が確認出来ない場合
家族が患者の意思を推定出来る場合には(*)、その推定意思を尊重し、患者にとっての最善の治療方針を取る。
・家族にも判断出来ず、医療チームに判断を委ねる場合
患者にとっての最善の治療方針を取る。
・家族のなかで意見がまとまらない場合や医療者側と合意が得られない場合
第三者を交えた倫理委員会で合意の形成を行う。かりぷの場合は、セカンド・オピニオンの形で、関連病院の医師の意見を聞いております（過去2回）。

いずれの場合も家族のケアが大事です。

5．旅立ちの時（看取り期）の面談

面談時には、これまでと同じくA４タイプの文書でご説明します。

ご家族にとっては勿論、私たちかりぷの職員も、（　　　　　　　）さんがいつまでも生きていてほしいと願わずにはいられません。人間を含めてすべてのいのちには限りがあります。本日、看取り期と判断した経過・理由を以下に述べます（別紙の説明書がある場合は結論のみ記載します）。

以下の空欄に、個々人の看取り期と判断した経過・理由を記入します（空欄は略す）。

看取り時期については、本人あるいはご家族と、介護職員・医療者側とが同じ気持ちに達した時期にお話するのが理想的です。皆さんには、本看取り期説明書と別紙文書を参考にした上で、「看取り期」との判断に同意される場合は、本看取り期説明書に署名をお願い致します。同意が難しい場合は、後日改めて面談いたします。最終的にご家族が「看取り期」との判断に同意出来ない場合は、他施設（病院）への紹介も検討します。

また、本章の後段で『死期が切迫した時の10の兆候』について掲載しています。

旅立ちの時（看取り期）の具体的な対応

（1）ご本人が苦痛を伴う処置・対応は行わず、医師に相談・指示のもと苦痛の除去・安楽を追求するケ

旅立ちの時（看取り期）

20　　年　　　月　　　日　　　　　　　　　　　　　様

病名①　　　　　　　　　　②

ご家族にとっては勿論、私たちかりぷの職員も、(　　　　　) さんがいつまでも生きていてほしいと願わずにはいられません。人間を含めてすべての命には限りがあります。本日、看取り期と判断した経過・理由を以下に述べます（別紙の説明書がある場合は結論のみ記載します）。

また、別紙にて『最期を迎えるにあたっての大事な事柄』、『死期が切迫した時の 10 の兆候』について詳細を述べます（コピーをお渡しします・しました）。

看取り時期については、本人あるいはご家族と医療介護者と合意に達した時期をその時期と判断するのが理想的です。皆さんには、本看取り期説明書（A 4 版 2 枚）と別紙文書（A 4 版 2 枚）を参考にした上で、「看取り期」との判断に同意される場合は、本看取り期説明書に署名をお願い致します。同意が難しい場合は、後日改めて面談致します。最終的にご家族が「看取り期」との判断に同意出来ない場合は、他施設（病院）への紹介も検討します。

旅立ちの時（看取り期）の具体的な対応：

（1）ご本人が苦痛を伴う処置・対応は行わず、医師に相談・指示のもと苦痛の除去・安楽を追求するケアを行います。

（2）上記説明内容において危篤状態になった場合も、基本的に、病院に搬送せず（著しい苦痛時：補足①)、施設内で出来る限りの介護をし、最期を看取ります（補足②)。心肺蘇生は行いません。

（3）過剰な点滴・栄養補給は全身に負担をかけ苦痛を強いる場合があります。ご本人が「口から食べる（飲む）ことが出来る範囲」で見守ることを基本として、点滴・栄養補給が本人の苦痛と判断される場合や、医学的判断により行わないことも提案します（補足③)。

（4）ご家族が、ご本人の状態・情報を正確に把握し、臨終期を静かに見守ることができるように援助します（個室の用意など補足④)。息を引き取る瞬間に家族・職員ともに立ち会えないことも生じます。家族・職員でご本人の人生の最終段階を見守ってきたことに大きな意味があります。息を引き取った後でも、手や体に触れて、ご本人の温かみを感じ取ることも大事です。

アを行います。

（2）説明内容において危篤状態になった場合も、基本的に病院に搬送せず（著しい苦痛時：補足①）、施設内で出来る限りの介護をし、最期を看取ります（補足②）。心肺蘇生は行いません。

（3）過剰な点滴・栄養補給は全身に負担をかけ苦痛を強いる場合があります。ご本人が「口から食べる（飲む）ことが出来る範囲」で見守ることを基本として、点滴・栄養補給が本人の苦痛と判断される場合や、医学的判断により行わないことも提案します（補足③）。

（4）ご家族が、ご本人の状態・情報を正確に把握し、臨終期を静かに見守ることができるように援助します（個室の用意など補足④）。息を引き取る瞬間に家族・職員ともに立ち会えないことも生じます。家族・職員でご本人の人生の最終段階を見守ってきたことに大きな意味があります。息を引き取った後でも、手や体に触れて、ご本人の温かみを感じ取ることも大事です。

（5）ご本人の人権を最期まで尊重するケアを行います。

（6）死亡の確認：担当医師は勤務時間中またはすぐ診察が可能な状況にある場合は、死亡確認および診断書の発行を行います。夜間の呼吸・心停止の場合（目安として午後9時以降～翌日の午前6時頃まで）、死亡確認および診断書の発行を翌日（あるいは同日）の午前8～9時頃でよければ、担当医師が行います。

担当医が出張等で不在の場合、またはご遺体の搬送を急がれる場合は夜間でも（この場合は事前にお知らせ下さい）、死亡確認および診断書の発行を勤医協中央病院の往診医に依頼しておこないます。

死後の処置は看護師または葬儀屋さんがおこないます。

（7） 以上の説明内容に対して、ご本人、ご家族の意向に変化があった場合は、その都度対応しますので、ご相談ください。

以下に、補足①～④の説明をします

補足① 当施設で看取ることが出来ないような苦痛が生じた場合は、病院への搬送も検討します。

補足② 当施設での看取りは、ご家庭で看取るのと同じように、ご家族がその場にいれば、介護職員と一緒におこないます。

補足③ 病院で死を迎えることが多くなった今日、「平穏な最期」を望めない状況が生じています。現在も少なからずみられますが、特に従来の医療は、たとえ病態が末期状態であっても少しでも長く生きていていただこうと（ご家族の希望がある場合もあり）、たくさんの管を人体につないで治療に当たっていました。この場合、患者さんの苦痛は相当なものです。近年、最期を迎える患者さんへの過剰な延命医療に対する見直しが行われつつあります。私たちの経験でも、過剰な栄養・水分補給は肺水腫を招き喘鳴が生じます。この状態を「溺れて生かされる」[第6話註1、2]と表現している専門家もいるように、むしろ医療としての栄養・水分補給をおこなわない方が、ご本人にとって苦痛が少ないことも指摘されています。このような終末期への対応にご家族、特にあまり関わらなかった親族から「餓死させるのか」とのご意見をいただくことがあります。周りの人が何も出来ないことへの不安からのお考えかと思います。老衰に伴う食事減少（身体機能が衰弱して食物・水分を受け付けない状態）は飢餓ではなく、ほしくないから食べないだけですとの報告もあります[註1]。

特に、看取り期に点滴をしない選択をすると、ご家族や周りの人々（介護・医療関係者も）は、ご本人へのケアはいろいろ出来ますが、医療は何も出来ないので、理屈では分かっていても、気持ちの上で不安や苦痛を感じます。看取りを受け入れることは、相当の覚悟が必要です。

この看取り期・臨終期の水分・栄養補給（点滴）については、ご本人が延命治療を望んでいない場合でも、ご家族の意向はまた別であることがしばしばあります。介護・医療者側も充分配慮していかなければならないと考えています。その背景にはご家族自身の「不安」があるように思います。そのお気持ちは充分わかります。いのちの長さを点滴（医療）に依存して延ばすことも大事ですが、ご家族が寄り添って、声をかける・手を握る・足をさする、感謝の気持ちを届ける、時には賑やかに過ごすといった、愛情の込もったいのちの質（ＱＯＬ）を考えることも大事ではないでしょうか？

何らかの病気を有している場合は、それぞれの疾患の症状を呈する場合もあります。それらの苦痛を和らげる医療をおこない、安らかな最期を迎えることが出来るようにします。

補足④　面会出来る方々に会っていただくことや、ご家族が付き添いを希望する場合も含めてご一緒にゆっくり過ごせるように個室を用意するなどの配慮をします（ご本人が自室を希望する場合や個室を用意出来ない場合もあります）。

［署名欄］

２０　（　・　）年　月　日

特別養護老人ホームかりぷ・あつべつ　施設長　柏　原　伸　広

説明医師

同席職員

入居者（自己決定できる場合）氏名

身元引受人　氏名

（１）　続柄

（２）　続柄

最期を迎えるにあたって大事なこと

（１）一人ひとり最期の迎え方は異なります

ご本人が持っている〝生命力〟が最期の時を決めるものと考えています。死に逝く人は、残される家族へ、また医療・介護等に携わっている職員へも、人間のいのちには限りがあること、最後はどのように変化していくのかなど、様々なことを伝え、教えてくれます。一時期「よみがえる」（仲よし時間）のではないかと思われる言動（食べたり、思わぬ言葉）を残すこともあります。

今日〝生命力〟という言葉はあまり使われませんが、ここでは、生来持って生まれた遺伝的要素、生後に獲得した種々の環境に対する免疫力、生きる意思の強弱などを指しています。

(2) 看取り書の説明・署名の時期

当施設における「看取り」は、元気な時のご本人の意思で住み慣れた場所で最期を迎えたい（ご本人が意思表示されていない場合、あるいは出来ない場合にはご家族が「本人ならそのように考える、思うだろう」）との希望のもとで、医療・介護者の合意に基づき行われます。

施設では、夜間の介護は複数の介護職員でおこなっていますので、想定される範囲の急変・呼吸停止などについては「看取り書」に基づいて対応できます。逆に「看取り書」がない場合には、救急搬送などご本人・家族の希望に反した対応も余儀なくされる場合もまれにあります。

入居者さんの状態が「最期を迎えつつある」との状況を、受け入れるご家族の心の準備が出来るまで看取り書の説明・署名は控えています。通常は、「(その人にとっての) 人生の最終段階・(医学的視点からは) 終末期」を迎えつつありますとの面談は済ませていますが、まれに、病状の急速な進展があり、終末期・看取り期のご説明ができない場合もあります。合意に至らない場合は、冒頭に述べた対応を行います。

全く口から食べることや飲むことが出来なくなり、点滴もしない場合の、予後（死亡日時の予測）はおおよそ1～2週間と考えられます。この時期は、ご本人の身体に残っているエネルギーを徐々に使い切って最期を迎えるのだと考えられ、ご本人が持っている予備力に依存すると思われます。

夜間対応は介護職員だけとなりますので、やや早めの「看取り」となる場合もあります。あわせて、「看取り」解除ということもまれにあり得ます（本書91頁）。

（3）身体的にもっとも苦痛が少ない最期の迎え方

諸説でも、また当施設での経験からも、「自然な経過をみていくこと」です。この点は、繰り返しになりますが、「はじめに」の註6、第6話の註1の著書タイトルにあるように「枯れるように…」が理想的です。自然で平穏な最期を、と決断することも、ご本人・ご家族にとって大きな覚悟が必要であります。近年日本人の死生観は、「人間が老衰し、やがて死を迎える」「親の老い」などを受け入れられない土壌が醸し出されてきました。

（4）「死の文化」～プラス思考の精神・こころの側面

人間が最期を迎える時は、多くの人びとは「自然な死を迎えたい」と思う、[註1]あるいは、本人のたましい（魂）のエネルギーを家族・私たちに送り届けるという荘厳な旅立ちであると指摘されています。[註2]施設の限界もありますが、ご家族の皆さんと共に、幸せな旅立ち・最期を迎えることが出来るように私たちも参加させて頂きます。なお、夜間は、介護職員・看護師が立ち会うことが多くなります。

医療・介護関係者を除いて、一般の人にとって、人の死に接することはそれぞれの人生でもまれなことです。特に身内の人が自宅で死を迎えることが極めて少なくなった近年では、人間の死にゆく姿はほとんど目にすることがなくなりました。

また、「現代社会は死をタブー化し、恐れや戸惑いなど死と向き合いにくい社会になっている」ことも指

摘されております。[註3]

(5) 死期が切迫した時の10の兆候

ルポライター高橋繁行氏の『看取りのとき』[註4]には、神戸市の関本雅子医師が長年係わってきたターミナルケアから得た経験をまとめたメモを10項目で示しており、臨死時のほとんどの変化は「死に至る自然な経過でありご本人にとっても苦痛ではないので、ご家族に慌てなくてもいい」と説明しています。この10項目を参考までに掲載しておきます(一般の病気・認知症も準じます)。

①疲労と傾眠傾向が強くなり寝ていることが多くなる。ただし話し声は聞こえている。
②食欲がさらに低下し、飲食の量が減る。下肢が腫れることがある。
③時間や場所についての混乱が見られ、時には、親しい人も誰か分からなくなる。
④時には不穏状態となり、奇妙な動きをしたり、大声を上げたりする。
⑤嘔吐・吐血・下血・便や尿の失禁などが見られる。
⑥唇は乾燥し、粘調な分泌物が口中に溜まって、呼吸時ゴロゴロと音がする。
⑦手足が冷たくなり皮膚は真っ白でまだらになる。身体の下になった部分は赤紫色になることもある。出血傾向が出てくる。
⑧39度前後の発熱が見られる。解熱剤は効かず、クーリングが必要。
⑨尿量が減少し、時にはまったく出なくなる(目安:2、3日)。

⑩呼吸は不規則になり、15秒くらい止まったり、いびき様になることもある。下顎が動く。チェーン・ストークス呼吸（老人性の正常の睡眠中は別）、努力呼吸、下顎呼吸。（目安：半日から数時間、あるいは急速に）。（　）は当施設加筆。

おわりに

特養かりぷでの、最近8年の医療を顧みながら、現時点での高齢者の医療について、入居者さん・ご家族および当施設の職員から学んだ貴重な「贈り物」に基づいて、また私の診療理念も一部加えて、当施設の介護・医療へ寄与できるようにまとめてみました。

現在入居されておられる方々や、今後入居される皆さんにはそれぞれの価値観があり、入居中の日常生活・介護・医療については、ご本人の希望を可能な限り尊重し対応していきます。

「はじめに」で、「高齢者施設の介護・医療に身を置くということは、…人間とは何か？という根本的なテーマに…取り組むことではないでしょうか」と述べました。

「人間とは何か？」には、さまざまな答えがあると思います。そのうちの一つにあげて良いと思いますが、本書を締めくくる段階で、ようやく、「協立いつくしみの会」の名称から連想して世間で流布している仏教的な意味合いでの「生かされている」という言葉が、「人間とは何か？」の一つの答えではないかと辿り着きました。人工的に「生かされている」ということとはかなりの隔たりがあります。

しかし、人工的に「生かされる」ことを含めて、人間はなおさまざまな意味で「生かされている」とも言えます。今日、多くの高齢者が「自然に・穏やかに逝く」ことを願っていながら、口や態度で示さずに黙々と「生かされている」ことを受け入れているのが現状でないかとも思います。

人工的に「生かされる」ことを拒否した著名な作家・吉村昭氏について、妻であり作家の津村節子氏が小説『紅梅』で伝えています。（註1）吉村氏は、複数の進行がんに対する今日最高の医療を受けておられました。ご自身が「いかなる延命処置もなさらないで下さい。…自然死を望みます」との意思を残していました。自宅に戻り数日後に、中心静脈栄養ルートを「意識が朦朧として」ではなく、ご自身の意志で、抜去し最期を迎えています。吉村氏のその行動に、現代医学への怒りを感じます。今日の日本では、「延命医療を望まず」は相当意志強固でなければ成し遂げられないことは既に述べました。

ご本人・ご家族にとって、どのような考え方が正しいのかという結論はないと思います。本書で、どれだけ公平に書けたか、あるいは私の考え方が強く出過ぎていないか、との不安はありますが、現在の入居者さんやご家族、また当施設の職員や多くの方々に読んでいただき、何か得るものがあれば幸いです。

介護・医療も、時代の流れ、制約のなかでおこなわれており、今後、高齢者の介護・医療も変わっていくと予測されます。

その点では、２０１５年4月以降、特養の入居基準が施設全体として要介護3以上と改変されたことによって、入居者さんの持病が重症化しております（1年間の入退所者数は、従来十数名でしたが、この2年間は30名と約2倍）。入居者さんにとっても、職員にとっても、時間に余裕のない時代となりました。特養は、従来「終の棲家《ついのすみか》」と言われてきましたが、最近は「病院化」の様相を呈してきた感じがします。

施設の入居者さんの医療の重症化は一時的なことではなく、超高齢化社会・多死社会を迎え、今後ますますその傾向は強まっていくことが予測されます。

このような点からも、今後介護と医療の連携を一層深めていくことや、入居者さんとご家族の皆さんとも、介護・医療について充分話し合っていくことが大事です。

本書では、二、三の点について、従来の説に新しく付け加えることが出来たと考えています。

一つは、高齢者・認知症の人の医療選択に関する自己決定は、かなりの認知機能の低下があっても情動面からの意思決定が可能であることを指摘しました。

もう一つは、介護・医療現場では死は日々の営みと背中合わせであり、[註2]高齢者には「窒息死」も時にあり得る重大な出来事ではありますが、それらのなかには、「窒息死」と似てはいるがそれとは異なる、「食物塊死」の病態もあることを参考書・文献により指摘したことです。全国的な調査が出来れば、今後の介護において、必ず参考になると考えています。

最後に新しい知見ということではありませんが、本書の結論を述べておきます。

終末期・看取り期・臨終期における最期の迎え方では、「平穏死」「自然死」が望ましいとの出版、報道が続いています。例えば、中村仁一先生の書物では、いのちはいつまでもあると「思いこまされている（マインド・コントロールされている）」と指摘されています。[註3]また、石飛幸三先生は、「1分でも」は家族の愛情ではなく、「執着」だと厳しく述べています（朝日新聞・それぞれの最終楽章　平穏死3：2018年9月22日）。

私もほぼ同感ですが、皆さんはいかがでしょうか。

ただ、そのように言い切れるのは、施設の規模や、それぞれの土地での信頼度によるのではないでしょうか。当施設の経験からは、必ずしも全てが「平穏死」とはならず、さまざまな最期を想定しておく、つまり、死を複眼視することではないかと思います。かりぷの入居者さんたちの最期から学ぶことが出来ることとしては、多くは「穏やかな最期を迎えることが出来る」けど、「病気とは、思わぬ最期を迎えることも少なからずある」（急変による突然死や、同時に望むと望まないにかかわらず搬送先での死亡など）ということだと思います。

「かりぷ」では、介護職員・看護師・医師・栄養士・調理員・理学療法士・事務員・用務員などすべての職種の人々が、家族会・ご家族とともに、入居者さんたちの生活・介護・医療に携わっています。「かりぷ」を引き継いでより良い施設にしていくのは、入居者さん・ご家族と職員の私たちではないでしょうか。

最後に悲しいお知らせをしなければならなくなりました。

拙著の第一話で登場して頂いた佐々木菊江さんに、軽度な鼻出血が断続的に続くようになったのは、7月前後からでした。8月から止血のためと原因究明のため専門医に診てもらっていました。診断は二転三転しましたが、最終的には進行した右上顎洞の悪性腫瘍で、本書校正の段階の2019年10月20日（白寿を過ぎ）にお亡くなりになりました。

菊江さんの病状が最終段階を迎えた時以降、以前から「延命治療は望まない」とおっしゃっていた通りの選択をし、亡くなる前日には「車いすで園内をまわりたい」と気丈な面も示しておりました。その約十時間後に、眠るが如くに「自分らしく生き、そして逝きました」。ご冥福をお祈りいたします。

菊江さんからは、職員一同、たくさんのことを教えて頂きました。ありがとうございました。

謝辞

本書出版に当たっては、社会福祉法人協立いつくしみの会理事長石山建治氏の快諾・ご尽力をいただき、心より感謝いたします。また同常務河原政勝氏、同特別養護老人ホーム施設長柏原伸広氏をはじめ多くの職員にご協力いただき、ありがとうございました。常に不足している介護士さんたちや多忙を極める中での看護師さんたちに感謝しております。

本文中の木版画は今回も（前回『せん妄は…』）山下かず子氏にお願いしました。いずれも原画はハガキ大で一部多色刷りですが、紙面の都合で縮小および全て白黒とさせていただきました。前回同様、本書にぬくもりを添えていただき感謝しております。

資料1 「かりぷの宣言」

◇設立への思いを受け止めて

かりぷ・あつべつは地域のみなさんの熱い思いで設立されたことをしっかり受け止めて、これからも
共に発展させていきます。

◇その人らしさを大切に

障害があっても、認知症になっても遠慮しないで暮らせる地域社会と施設をめざします。

ひとり一人の人権を尊重し、その人らしく自由にいきいきと暮らせる施設をめざします。

その人の生きてきた時代と人生から学び、共感する姿勢を大切にします。

介護する人、される人ではなく共に生活をつくりあげます。

安全、安心できるケアで信頼と笑顔あふれる施設になります。

人間観、高齢者観を学び、科学的なケアを追求します。

◇明るい職場づくり

みんなで話し合い、みんなで実行する職場をつくります。

自分の意見を持ち、仲間を尊重し、チームケアを追求します。

技術の向上をめざし、ともに学びあい育ちあいます。
いきいき、わくわく、のびのびと働ける職場環境づくりをめざします。

◇憲法を守る
憲法の精神を大切に、平和と人権をまもる為に努力します。
社会保障の充実をめざして
住み慣れた街で、年をとっても安心して生活できる社会保障の充実に努力します。
お金のあるなしで差別されない社会保障制度をつくる為に頑張ります。

◇地域の中へ
1つ1つのつながりを大切に、地域に開かれ、とけ込んだ施設づくりをめざします。
地域の人々とともに考え、安心してくらせる街づくりの輪を広げます。

社会福祉法人　協立いつくしみの会（2003年）

資料2　当施設の救急搬送の詳細

救急搬送の回数と実人数

２０１０年6月1日から２０１８年5月31日までの8年間の総救急搬送回数は１７９回です。この１７９回は、８年間の退所者１５０名中の救急搬送回数１４５回と、この間の現入居者（２０１８年6月1日時点での生存者）さんの救急搬送回数34回の合計です（図2）。１７９回の搬送で入院を要した場合が１２７回、外来受診のみ場合が52回でした。（図中の入院と外来＝同じ入居者さんが入院・外来各一回以上有り）。

８年間の退所者１５０名中の救急搬送実人数は90名で退所者のちょうど60％です（全退所者の40％の入居者さんは、施設内での治療はあっても、この8年間に救急搬送は無かったことになります）。他に現入居者さん23名の救急搬送者がおられ、合計の実人数は１１３名。

１年間の平均搬送実人数は13・８人（月に約1人）。１年間の平均搬送回数は22・2回（月に約2回）。実人数と搬送回数の差は、同じ入居者さんの複数回の搬送があるからです。これらの数字には、予約搬送・定期的受診は含まれておりません。

ちなみに、石飛先生の施設での年間の平均救急搬送回数は（平成18年度〜23年度）数回とのことでした。(註1)両施設の規模・医療設備などの違いがあり簡単に比較は出来ません。

当施設の救急搬送回数は、８年間の前半・後半で比べてみると、後半で結構減少はしています。施設での診断・治療が可能な場合には、ご本人の負担も考え搬送を控えた結果でもあります。

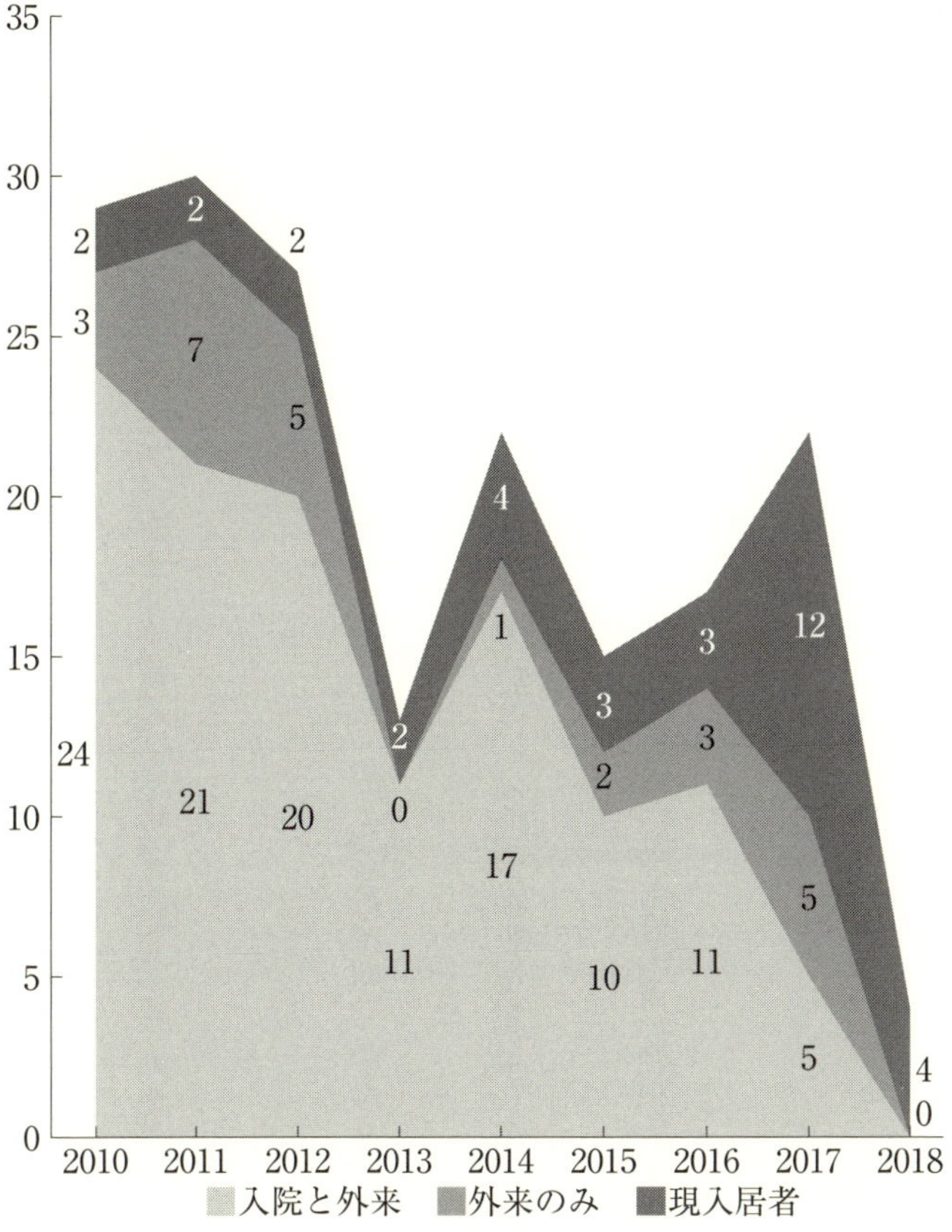

8年間の総救急搬送数は179回。退所者150名の中で入院と外来が119回（下段）。同外来のみが26回（中段）。2018年6月時点での現入居者さんが34回（入院23回外来11回の合計：上段）。2010年は6月から12月まで、2018年は1月から5月までの集計。

図2　当施設からの8年間の救急搬送回数

救急搬送の原因疾患、搬送先死亡疾患

救急搬送時の疑い病名と搬送結果判明した病名を分けて記載すると煩雑になるので、搬送結果に基づいた原因疾患を、現入居者さんも含めた179回分について記載します。

感染症、脳神経系、骨折・打撲が当施設の三大疾患群と言えます（これらの三大疾患群で全体の約74％）。

感染症67回（呼吸器感染症36、胆道感染症18、尿路感染症8、その他の感染症4）。

脳神経系35回。

骨折・打撲31回。

その他の疾患46回。内訳：心臓血管系10回。消化器系10回。がん9回。その他10回。窒息3回。呼吸器系（非感染症・肺梗塞）2回。貧血2回。

なお、救急搬送原因のがん9回は、搬送時には他の疾患を想定して搬送しましたが、受診結果「がん・またはがん疑い」と判明した方々です。

179回の救急搬送先は、130回が関連病院の勤医協中央病院（73％）、残りの49回が主に市中病院（27％）で、それぞれの病院にお世話になっております。

市中病院では、3分の2が脳外科病院と最多でした。

搬送先での死亡

救急搬送先での死亡は、全退所者150例中、17例であった（約11％・46頁図1参照）。退所者の救急搬送実人数90例中の17例は約19％と、救急搬送者の5人に一人は帰園できなかったことになります。逆に73名

81％は救命され帰園しております。

救急搬送先での17例の死因は以下のとおりでした。

脳および神経疾患6（出血・梗塞4、けいれん・化膿性髄膜炎各1）

肺感染症他6（肺炎4、肺化膿症1、肺梗塞1）

心筋梗塞2（心臓破裂1、死後CTにて心筋梗塞疑い）

慢性腎不全末期1、S状結腸穿孔1（癌疑い）、**窒息**（食物塊死？）1

これらの17例は、入居中の急変にて搬送しており、搬送時点では「救命医療」を目指していました。

以下の記載はやや複雑になりますが、救急搬送先での死亡17例中、救急病院到着時に死亡確認となった例が3例あり、2例（第8話・第10話）はそれぞれ死後のCT検査で急性心筋梗塞、S状結腸穿孔（大腸がん疑い・本例は心肺停止状態でみつかった方）であった。もう一例は、第9話の本文で掲載した窒息（食物塊死疑い）の事例です。

なお、集計終了の2018年5月31日以降、新たに心肺停止状態でみつかった一例は、本調査期間後の事例として第10話で掲載しています。

特に心肺停止で見つかった二例（S状結腸穿孔例と調査期間後の胸部大動脈解離例）は、在園中の突然死に相当しますが、医師による死の三徴候を確認までは生存者となり、分かりにくい提示となっております。

予約搬送後退所者について

救急搬送ではなく専門的治療を受けるため予約搬送後、退所して亡くなった方は5名で、他に慢性腎不全で透析目的に退所した1名は、２０１８年5月31日現在生存中（２０１９年10月死亡）。

予約搬送の疾患内訳は、次の通りです。

精神科疾患２（ＢＰＳＤ・搬送1年半後死亡、ＢＰＳＤ・４カ月後死亡）

脳および神経疾患２（脳梗塞・搬送1年３カ月後死亡、けいれん・搬送1年後死亡）

消化器疾患１（慢性偽腸閉塞・６カ月後死亡）

ＢＰＳＤのお二人は他入居者・介護職員への暴力を非薬物的療法では防げず、専門医への搬送となった（ＢＰＳＤ＝「認知症の行動と心理症状 Behavioral and Psychological Symptoms of Dementia」）。

また、専門病院への搬送後、根治治療は困難と判断された場合に、主には本人の過去の意思で、また家族の意向で、当施設に戻って最期を迎えた入居者さんは11名（その内4名は第8話で掲載）でした。なお、第2話の症例を含めて、５例が救急搬送を拒否し、いずれの方も意志は強固でした。

突然の在園死（第7話）の2名と、救急病院到着時の死亡３名、救急搬送先で24時間以内の死亡２名を加えると、全退所者１５０名中突然死は7名（４・７％）となります。

資料3　胃ろうについて

当施設の胃ろうの状況

筆者が当施設へ赴任した2010年6月1日の時点で、被胃ろう造設者（胃ろうを付けている人、以下同じ）は13名（80床の16％）でした。13名全てがご本人の希望ではありませんでした。ご本人の言動から嫌がっている方が第3話の事例を含めて4名でした。2018年5月31日までに、皆さん亡くなられております。一方、2010年6月1日以降の新たな被胃ろう造設者は同じく13名です。2018年5月31日時点での生存者は7名（80床に対して約9％）と半減しております（図3）。

これら後半の被胃ろう造設者13名中、他施設で造設して入居された方が10名（1名のみ、自ら希望）、残りの3名はご本人の意思のもとに当施設も同意した方々です。

当施設も同意した前記3名の意思確認を正確に記載すると、一人のご意見は「夫の意思に従う」（夫は胃ろう希望・このご本人の言葉も意思表示と受け取った）。他の2人は共に、入居時「胃ろうは嫌だ」との意思表示がありました。それぞれ2年、1年後の経口摂取困難時に、家族の強い希望のもとに、家族が説得する形で、ご本人も同意して胃ろう造設が行われました。結局後半の被胃ろう造設者13名中4名（約31％）がご自分の意思で胃ろう造設に同意したことになります。

胃ろうの使用期間は、26名全体では、3年8カ月です。日本全体の調査では2年4カ月です。筆者の赴任前後で比較しても大きな変動はありません。前半の13名では3年11カ月で、後半の13名（現入居者3名を

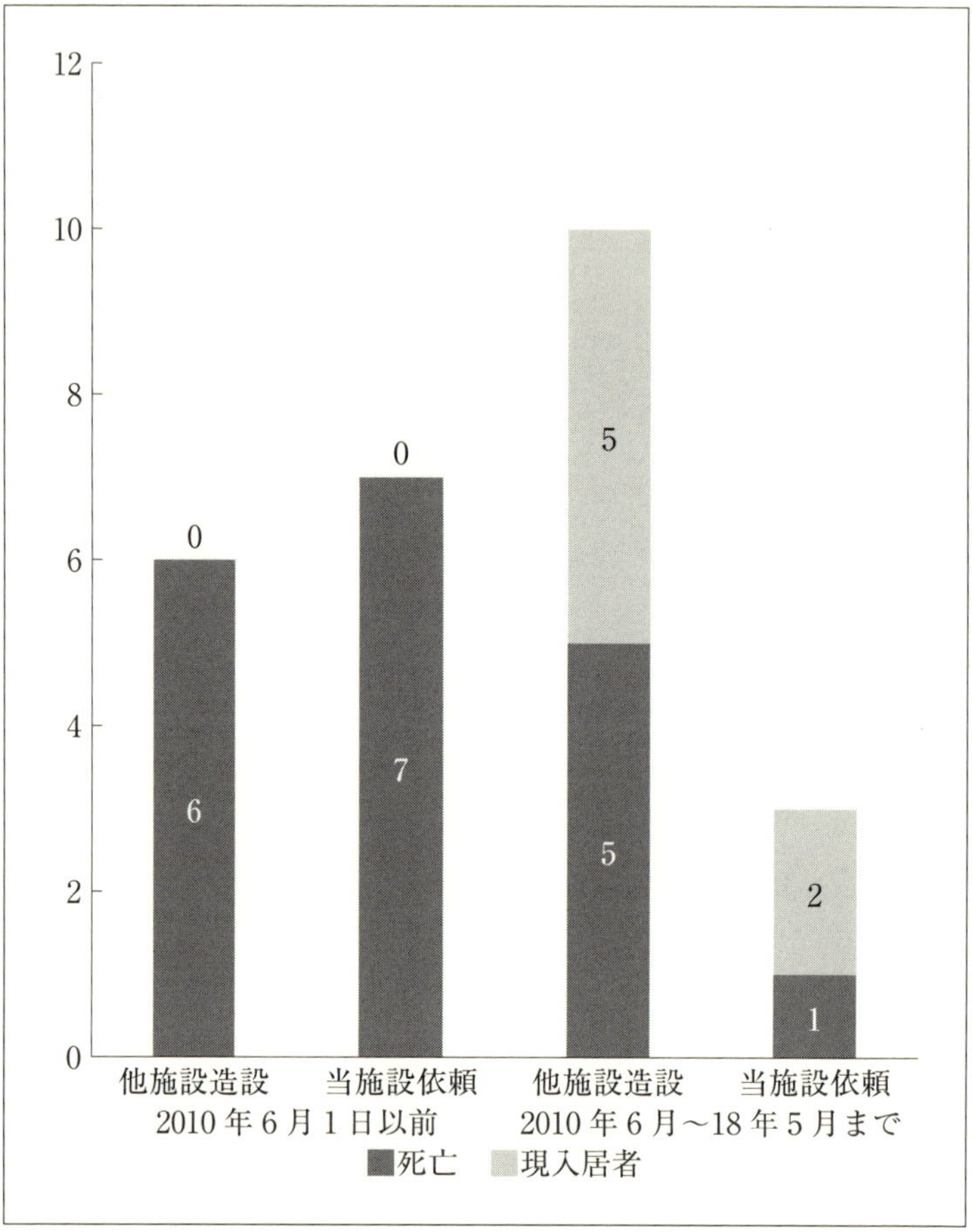

棒グラフの左半分：2010 年 6 月 1 日以前の PEG 入居者さん（13 名：2018 年 5 月までに全員死亡）。右半分：2010 年 6 月から 2018 年 5 月までの PEG 入居者さん（13 名：現入居者 7 名は 2018 年 6 月時点）。

図 3　当施設の 8 年間の被胃ろう造設者の実人数

含む）では3年5カ月でした。当施設の入居者さんで、一旦ＰＥＧ装着後、後に食物の経口摂取が可能となったのは、前半の13名中3名（23％）でした。1名は2年後に完全抜去、2名は2年後、5年後に再使用。

なお、当施設での胃ろうのトラブルは2回ありました。一例は「バンパー埋没症候群」（参考文献・資料3の註1・内部ストッパーが粘膜内に埋没してしまうこと）、他の一例は胃ろうチューブ交換時にチューブが抜去されない事例で、いずれも救急搬送し、改善しました。

胃ろうのチューブ交換時、正しく交換されないで、腹膜と胃の外側の間にチューブが入ると、その後の水分・栄養注入後に腹膜炎が生じ、命取りになることもあり、簡単そうでかなり慎重な手技が必要です。

日本の胃ろうの状況

日本での高齢者における経口摂取困難時のＰＥＧ実施に対して、日本消化器内視鏡学会編の『経皮内視鏡的胃ろう造設術ガイドライン』（２００２年第2版）でも早くから「濫用の兆し」と警告を発していることを初めに示しておきます。

日本の胃ろう造設の実態は、２０１７年の朝日新聞報道では、最近の数年間に半減（新規造設、年間約10万件から約5万件）しています。一方、中心静脈栄養および経鼻栄養数が増加しており、胃ろう・中心静脈栄養および経鼻栄養による人工的水分・栄養補給法は全体として減少していない状況と考えられています。

この二つの状況を、筆者は以下のように考えています。胃ろうの新規造設が減少した点については、２０１０年を過ぎたある時期から、胃ろうは良くないものとの一方的な視点に立って、一時バッシングという時期があったことが関連したと思います。

後者のトータルとしての人工的水分・栄養補給法が減少していない理由として、日本人の生命観が表れているのではないかと思われます。この点について、その分野の専門家であるS医師は、同じ新聞報道の中で、インタビューに「胃ろうだけではなく、人工栄養のあり方を議論すべきだ」と述べております。

この人工的水分・栄養補給については、「いのち」に関わる「微妙な」問題であり、真正面からの議論を避けてきたというのが日本の現状と思います。ここで人工的水分・栄養補給のあり方について、筆者の考えていることに触れておきます。

高齢者・認知症を持つ人への人工的水分・栄養補給法では、胃ろうが最盛期の2010年前後には、ほとんどご本人の意思を確認していませんでした。その頃から10年近くが過ぎましたが、今日においても、前記の人々への、人工的水分・栄養補給法の意思確認が飛躍的に伸びているとは考えられません。

その背景には、第3話の中で指摘したことですが、「人工的水分・栄養補給法」を標準的医療または生活手段として考えている医師・ご家族が多いことがあると思います。

かつ、ご本人が比較的若い（一般に前期高齢者といわれている）年齢で、日常生活を楽しんでおられる方々の場合に、本人の意思としての「自然に任せて」に応じて経口摂取困難の経過をみていくのは、必ずしも適切だとは言えません。特に、ご家族の希望が強い場合は、主に家族からの説得という形で胃ろう造設を二例行ってきたことは既に述べました。

一方、経口摂取困難時に、本人の強い意思として「自然に任せて」を受け入れ、経過をみていくのは、ご家族にとっては、他に何も出来ないので、感情的に辛いものがあるのは当然でもあります。

41頁でも、「生命の質を生命の尊厳に優先する」言葉を引用していますが、「生命の量（長さ）と質（QO

L)」との関係を冷静に見ていく、あるいは実践することも勇気のいる大きな決意なしには出来ないことでもあります。

しかし、本人の意思が無いままの胃ろう造設は、特に終末期での誤嚥性肺炎などを繰り返す例では、経管栄養量をしぼることになり、極端なやせること（るい瘦）を来さないと死を迎えられないことも悲惨なことです。

一旦付けた胃ろうを「本人の益にならない」場合には差し控え（中止すること）もガイドライン（日本老年医学会2012年の立場表明）では選択肢の一つとされていますが、人工呼吸器と同様に、一旦付けたものを外すことは、極めて困難です。

人工呼吸器問題では、中島みち氏は「自然に心臓機能が停止するまで」取り外すことは認めないとの意見です。(註2)

欧米の状況

2000年前後の米国の報告では、認知症重症例でのPEG患者の1年生存率は50％前後であり、誤嚥性肺炎のリスクを減じる研究はないと述べております。(註3)

日本のデータでは、50％生存率は753日（約2年）と報告されています。(註4)

日本と米国のPEG患者の生存期間の比較では、統計の取り方、対象者の違い、調査年の違いなどがありますが、日本の方がやや長く、おおむね日本の細やかな技術力は評価されています。

前記の朝日新聞報道によると、日本のPEGは「英国の10倍」と報告されており、英国での新規造設は年間約1万件と推測され、次に述べる筆者の見聞より、かなり多いと考えられました。

筆者は数年前2回にわたり、北欧の高齢者施設での生活・胃ろうに関して見聞して来ました。その訪ねた施設の範囲内での胃ろう造設例は一例のみでした。ある高齢者集合住宅では、そこの入居者123名中95名（定員の77％に相当）が1年間の死亡数との報告を聞いて驚きました。大井玄氏の著書(註5)にも、スーザン・ミッチェルらの論文を引用し、その著者（ミッチェル）自身が「老人があっけなく死んでいくことを嘆いている」と述べていることが記載されており、前記した筆者の見聞を裏付けていると思われました。

なお、大井玄氏は前記著書の中で、ＰＥＧ選択における日本人と米国人の違いを、以下のように報告しています。

「自立性尊重」という倫理意識がもっとも色濃いアメリカ社会で自立性を失うことは即、死を意味する。一方、終末期にあり認知能力の低下した老人は、日本社会ではやさしく忍耐づよい介護とともに、「延命」を目的とした医療を受ける傾向にあります。人と人との「つながり」のつよさ、「生かされる」側面も指摘しています。

入居者さんの食事内容の9割は当施設内で準備しており、栄養士・調理員の皆さんの努力を称えたいと思います。

資料4　認知機能と高齢者の医療選択

２０１５年5月に行った調査「かりぷ入居者の医療選択と本人の意思」についてのデータを示します（表）。

表では、「病院受診・救急搬送」、「胃ろう」、「老衰・認知症の終末期の経口摂取点滴および延命治療」の3分野6状況での本人の意思表示結果をA～Fにて示しています（具体的言動は紙幅の都合で略）。

本人の意思を示したのは、37名（死亡21名・その時点で生存16名）でした。この調査時点での、死亡72名・生存79名計１５１名中の37名は24・４％に相当します。この調査時点で、約４割が意思表示出来ない（筆者の集計）中でのこの％は大きな意味を有すると考えております。

前記の６つの状況において拒否的意思表示した入居者さんの内、ＨＤＳ-Ｒの記録無し・返答拒否の５名を除く32名では、13名（41％）が、ＨＤＳ-Ｄ値が９以下か回答不能の高度な認知機能の低下がみられました。

また、ＦＡＳＴ値６ｄｅから7までの人が、記録無し８名を除く29名中17名（58％）でした。

これらのデータを総合すると、認知機能が高度に低下していても、ご自身の望む医療を選択できると言えます。

結論は27頁に記載しました（２０１６年・第57回日本心身医学会総会・一般口演演題発表）

表　医療選択・終末期経口摂取の意思表示結果（A～F）

（2015 年 5 月 31 日までの死亡 72 名および同時点での現入居者 79 名中）

表 1．主に病院受診・救急搬送を望まず

No.	性	年代	HD	FA	事象発症年：背景	A	B	C	D	E	F	転帰
1	F	90	□	□	2010：急性肺炎時	×	×	×	−	×	×	死亡
2	F	80	□	□	2010：反復性胆管炎	×	−	×	−	−	−	死亡
3	M	80	14	□	2012：胃癌発生時搬送	○	×	×	−	−	×	死亡
4	M	90	×	6d	2012：PSA 値上昇癌疑い	×	×	−	×	×	×	死亡
5	F	90	20	6d	2012：反復肺炎・心不全	×	−	−	−	−	−	＊
6	F	90	24	6a	2012：逆流性食道炎疑い	×	−	×	−	−	−	＊
7	F	100	8	5 .	2012：反復性胆管炎	−	×	−	−	−	−	＊
8	F	90	11	4	2013：胆管炎搬送	−	×	×	×	−	×	死亡
9	F	90	11	6d	2013：脳幹部梗塞搬送時	−	×	×	−	−	×	死亡
10	M	80	13	5	2013：パーキンソン病	×	−	−	−	−	−	＊
11	M	70	28	6e	2013：前立腺癌	×	−	−	−	−	−	＊
12	M	80	21	6d	2014：搬送後肺炎重症	−	×	×	−	−	×	死亡
13	F	90	7	6c	2014：老衰/肺炎	○	×	−	−	−	−	死亡
14	F	90	26	6e	2014：３度目肺炎時	○	×	−	−	−	−	＊
15	F	90	13	□	2014：婦人科不正出血	×	−	×	−	−	−	＊
16	F	90	24	3	2014：面談時	×	×	×	−	−	×	＊
17	F	80	29	1	2014：面談時	×	○	×	−	−	×	＊

表 2．主に胃ろうに対する本人の意思表示

No.	性	年代	HD	FA	事象発症年：背景	A	B	C	D	E	F	転帰
18	F	80	△	7d	2010 年既 PEG：認知症終末期	−	−	×	−	−	−	＃＋
19	F	90	7	7a	2010 年既 PEG：誤嚥性肺炎時	○	−	×	−	−	−	＃＋
20	F	80	△	7d	2010 年既 PEG：認知症終末期	−	−	×	−	−	−	＃＋
21	F	80	△	□	2010 年既 PEG：脳梗塞時	−	−	×	×	−	−	＃＋
22	M	80	14	6e	2014：入所前に前医で PEG	○		○	−	−	−	＊
23	F	80	12	6d	2014：進行性核上性麻痺	○	−	○	−	−	−	＃＋
24	M	70	22	6e	2014：面談時。既往脳梗塞	○	−	×	−	−	×	＊
25	F	80	23	4	2014：面談時。既往糖尿病	○	−	×	−	−	×	＊
26	M	80	0	6e	2014：面談時。認知症	○		×	−	−	×	＊
27	F	80	7	5	2015：老衰。軽度認知症	×	×	×	×	×	×	＊
28	F	80	26	2	2015：面談時。パーキンソン	−	−	×	−	−	×	＊
29	F	80	22	4	2015：面談時。既往脳梗塞	−	−	×	−	−	×	＊

表 3．主に老衰・認知症終末期での経口摂取・点滴拒否

No.	性	年代	HD	FA	事象発症年：背景	A	B	C	D	E	F	転帰
30	F	80	□	□	2010：認知症終末期	−	−	−	×	−	−	死亡
31	F	100	8	6e	2011：老衰・左腎膿瘍	−	−	−	×	×	−	死亡
32	F	90	11	□	2012：老衰・偽慢性腸閉塞	−	○	−	−	×	−	死亡
33	F	90	□	□	2012：老衰・認知症終末期	−	−	−	×	−	−	死亡
34	F	80	0	7b	2012：認知症終末期	−	○	−	×	−	−	死亡
35	F	90	△	6d	2013：老衰・認知症終末期	−	−	−	×	−	−	死亡
36	F	100	7	6a	2015：老衰・大腿骨折手術	−	○	−	×	×	×	死亡
37	F	90	0	7c	2015：老衰・認知症終末期	−	−	−	×	×	−	死亡

略語記号：HD ＝ HDS-R、同×は回答拒否、△は回答不可、FA ＝ FAST。HDS-R および FAST の□は記録無し。A～F ＝ A：病院受診、B：救急搬送、C：胃ろう、D：終末期経口摂取、E：同点滴、F：延命医療。×は拒否、○は受け入れ、−は事例なし。No.18～21 は 2010 年 5 月以前の胃ろう造設入居者。転帰：死亡および＃＋（PEG 有り）は 2015 年 5 月 31 日までの死亡。＊は 2015 年 5 月 31 日現在の入居者。

資料5　「パーソン・センタード・ケア」、「クライエント中心療法」

「パーソン・センタード・ケア」とは何かについて、精神科医・香山リカさんの『「看取り」の作法』[註1]から引用させていただきます。

パーソン・センタード・ケアというのは、認知症をもつ人の「その人らしさ（パーソンフッド）」を尊重し、する側ではなくてされる「その人」を中心にケアしよう、という考え方。そのためには、あくまでもケアを受ける人ひとりひとりの視点や立場に寄り添って、何をしてほしいか、何が必要かを理解する必要がある。そんなのはあたりまえ、と思うかもしれないが、イギリスの心理学者トム・キットウッドがこの考え方を提唱するまでは、介護の現場は必ずしも「その人主義」ではなかった。

「その人らしさ」の表現については、黒田らの研究報告があり参考にして下さい[註2]。

「クライエント中心療法」

佐治守夫・飯長喜一郎の『ロジャーズ　クライエント中心療法』[註3]から、「カウンセラーの態度」という項の一部も抜粋します。

クライエント（筆者註・かりぷでは入居者さん）は、カウンセラー（同・かりぷでは介護士・医療関係者）の態度にきわめて敏感であり、カウンセラーの言葉と真意の不一致、つまり、「ウソ」や「ごまかし」は簡単に見破る。

資料6　いのちをどうみるか

本文中で充分に触れることができなかった、「いのちをどうみるか」についてまとめてみました。

終末期の救命・延命医療には、心肺蘇生（心臓マッサージ、電気ショック、AED）、気管切開（挿管など）、人工呼吸器、人工的水分・栄養補給法、人工透析、輸血、強力な抗生物質の使用などがあります。ここではこれらの個別課題には触れないで、高齢者施設あるいは病院で普通に行われている、主として水分（および少量の栄養）補給を目的とした点滴を通して考えてみます。いのちをどうみるかという最も根本的なことが、この点滴という行為に具体的かつ象徴的に表されていると思います。

成人でも、消化管感染症などで体調が悪い時の点滴はかなり有効です。しかし高齢者で、老衰・疾患による経口摂取が困難な場合では、有効な時と、ご本人に過剰な負担をかける場合があります（喘鳴を誘発するなど）。従って、終末期を迎えている時に、どの時点まで点滴を継続するかは結構難問です。意識が薄れて、混迷・昏睡に至っても、人工的に「生かされる」ことを本人が望めば、あるいは過去にそのような意思表示があれば、異論ありません。そのような意思表示をされた方はおりませんでした。

医療者側には、終末期の点滴を行うのは当然との考えがなおあります。朝日新聞への投稿に家族が身内の終末期にある高齢者への点滴を「やめてほしい」と頼んだら、担当医師から「点滴をはずすことは消極的殺人になる」と言われたとのことでした。（朝日新聞　２０１８年6月28日）。この事例は特殊な状況ではなく、高齢者の多くは「延命医療を望んでいない」にも関わらず、実際は「延命医療」が行われているのが実情です。

ご家族を含めた国民の側にも、身内の最期に何も出来ない不安・苦痛があり、終末期の点滴を望むあるいは当然との考えもあります（この点については、125頁で触れました）。

最期の迎え方も、一人ひとり、その家族その家族で異なるので、当施設では状況に応じた対応を行なっております。


いのちをどうみるかについて引き続き考えてみます。宮沢賢治の短編小説『雁の童子』の中で「（参考文献資料6の註1・物語の流れから以下は動物を含めて＝筆者註）どんなものでもいのちは悲しいものなのだぞ」と書かれていて、多分、仏教的な立場から、「いのちは絶対的に大事なこと」を伝えていると思います。どなたも共感できることです。

同じように、「一人の生命は、全地球よりも重い」[註2]という言葉があります。詳細は略しますが、昭和23年3月の「死刑の合憲性」を巡っての、最高裁判所大法廷での判決時の裁判官発言です（過去の某総理が言ったとのTV報道もありましたが、正しくありません）。昭和23年は敗戦直後であり、国策としての無謀な戦争によりたくさんの青年が犠牲になったことを反省する時代の背景のもとに出て来た考え方との指摘もあります。

また、「1分でも長く生きていてほしい・生命を維持すべきだ」との家族や医療者側の立場から、自己決定権を危険視する意見があります。[註3、註4]これらの論考での、たくさんの指摘に教えられるところが多々ありましたが、高齢者の自然で穏やかな最期をとの希望には触れていませんでした。法的視点もすでに述べたところです。

いずれの場合もいのちは絶対的に大事だと最も重要な点を指摘しております。

しかし、このいのちは絶対的に大事だということと、ご本人が延命医療を望んでいない場合やそのような意思表示が無い場合に、人工的に「生きる」「生かされる」（いのちの長さを操作する・される）ことは、生命の尊厳をそこなうものではないでしょうか。

いのちの長さを人工的に操作する・されるようになったのは、繰り返しになりますが、20世紀の半ばから顕著です。科学技術の進歩が人類に恩恵をもたらし、多くの人びとの生命を救っていることは言うまでもありません。しかし、人生の最終段階においては、個々人の考え方により、最新のあるいは高度の医療を望まない人々もおられ、可能な技術ならすべて受け入れる・あるいは行うということは、必ずしも全面的に最良の医療とは言えないのではないでしょうか。近年、がんの終末期に抗がん剤治療をいつまで行うのかということも議論されております。

人間は、「自然に生きる」と「人工的な高度な医療を最後まで続ける」の両極端の間のどこかで、折り合いをつけて生きる選択をしなければならないのだと思います（自明なことですが、全て「自然に」も、全て「人工的に」も、は実現不可能なことです）。筆者は、特に終末期においては、いのちを人工的に操作することは行わず、出来るだけ自然な状態で最期を迎えることが良いのではないかと考えております。

資料7　地域の力・ボランティアさんによる諸行事、入居者さんへの年間行事

地域の力・ボランティアさんによる諸行事

月1回のピアノ伴奏による歌会、月1回喫茶の日、年1回の中学生の吹奏楽演奏、年1回の高校生のクリスマスソング（コーラス）、年1回の隣接する保育園児の収穫祭（おみこしで園内一周）など。

かりぷで行なっている入居者さんとの年間行事（全＝施設全体　G＝フロアまたは個別対応。月々の飾りつけは略）

1月　新年の集い（全）、初詣（かりぷ神社・おみくじ＝G）、書初め・書初め展（G）

2月　節分（全）　3月　映画鑑賞会（G）　5月　桜・花見外出（G）

7月　外食・買い物ツアー（G）

8月　花火大会（全）、盆法要（全＝1年間に亡くなられた入居者さん、先祖供養）

9月　かりぷ祭り（全）、敬老会（全）　10月　いも煮会（G）

12月　もちつき大会（全）

入居者さんの一番人気　①もちつき　②初詣　③花火大会

その他、入居者さんの誕生日には特別な食事などがあります。また、数人の入居者さんとの催し物参加（サーカス）なども実施しております。

参考文献

はじめに

註1　老人ホームをつくった住民運動の記録『朱の輪が翔んだ』（かりぷ・あつべつ友の会　1994年）
註2　石飛幸三『「平穏死」のすすめ』（講談社　2010年）
註3　会田薫子『延命医療と臨床現場〜人工呼吸器と胃ろうの医療倫理学』（東京大学出版会　2011年）
註4　長尾和宏『胃ろうという選択、しない選択』（セブン&アイ出版　2012年）
註5　中村仁一『大往生したけりゃ医療とかかわるな「自然死」のすすめ』（幻冬舎新書　2012年）
註6　田中奈保美『枯れるように死にたい〜「老衰死」ができないわけ』（新潮文庫　2014年）
註7　小堀鷗一郎『死を生きた人びと』（みすず書房　2018年）
註8　長尾和宏・丸尾多重子『親の「老い」を受け入れる』（ブックマン社　2016年）
註9　中村仁一『大往生したけりゃ医療とかかわるな［介護編］』（幻冬舎新書　2017年）

第1章第1話

註1　塩川哲夫『医療療養病棟における死亡例の臨床的検討』（北勤医誌31巻　33〜38頁　2007年）
註2　今井道夫『生命倫理学入門　第2版』93頁（産業図書株式会社　2005年）
註3　佐々木力『科学論入門』（岩波新書　2004年（第11刷））

註4　飯島　節「高齢者の終末期医療およびケア～日本老年医学会の立場から」（老年精神医学雑誌22巻　1225～1231頁　2012年）
註5　川畑　恵・藤原葉子他「アドバンス・ケア・プランニングを実践した症例」（北勤医誌36巻　27～31頁　2014年）

第1章第2話

註1　小川貴央・藤田直孝「急性胆道閉塞」（救急医学38巻　64～68頁　2014年）
註2「特集　地域包括ケアと救急医療」14論文（救急医学38巻　995～1080頁　2014年）
註3　岡村　毅・松原全宏他「身体救急における高齢者の精神医学的問題」（老年精神医学雑誌23巻　1323～1328頁　2012年）

第1章第3話

註1　石原　明『法と生命倫理　20講［第四版］』（日本評論社　215頁／217頁　2004年）
註2　成本　迅他『認知症の人の医療選択と意思決定支援』（クリエイツかもがわ　2016年）
註3　小川朝生「意思決定能力　特集　認知症―ケアと生活に焦点をあてて―」（臨床精神医学45巻　689～697頁　2016年）
註4　山鳥　重『知・情・意の神経心理学』（青灯社　2008年）
註5　大井　玄『呆けたカントに「理性」はあるか』（新潮社新書　2015年）
註6　仲　紘嗣「特養入居者の胃ろうからみた生老病死～本人の意思表示と死生観の一つとしての「身心一如」概念の再考」（日本仏教心理学会誌8号　67～86頁　2017年）

註7　アントニオ・R・ダマシオ著・田中三彦訳　『デカルトの誤り　情動、理性、人間の脳』（ちくま学芸文庫　2010年）

註8　桑原達郎「病識欠如・現実検討能力障害ゆえの身体治療拒否に対する対応」・「特集　医療・医学の課題としての身体合併症」（精神医学60巻　587〜594頁　2018年）

第1章第4話

註1　野口　代、山中克夫　「介護施設・病院における日中の活動が認知症の行動・心理状態（BPSD）に及ぼす効果」（老年精神医学雑誌28巻　1387〜1397頁　2017年）

註2　アトゥール・ガワンデ　原井宏明訳『死すべき定め』（105〜144頁　みすず書房　2016年）

註3　西田喜代子　『朱の輪のバラード（特養ホームに暮らして）』（かりん社　2001年）

註4　水野　裕　『実践パーソン・センタード・ケア』（22頁　ワールドプランニング　2008年）

註5　佐治守夫・飯長喜一郎　『ロジャーズ　クライアント中心療法（新版）』（有斐閣　2011年）

註6　イヴ・ジネスト、ロゼット・マレスコティ、本田美和子　『家族のためのユマニチュード』（誠文堂新光社　2018年）

第1章第5話

註1　清水哲郎・会田薫子　『高齢者ケアと人工栄養を考える〜本人・家族の選択のための意思決定プロセスノート』（医学と看護社　2013年）

註2　川畑　恵・藤原葉子他　第1話の註5に同じ　「アドバンス・ケア・プラニングを実践した症例」。

註3　田村裕昭・南　雅他　「関節リウマチ患者の終末期医療と advanced care planning における自律サ

ポートに関する課題」（北勤医誌33巻　27～34頁　2011年）
註4　宮本顕二・宮本礼子　『欧米に寝たきり老人はいない』（中央公論新社　2015年）
註5　浅井　篤・服部健司他　『生命倫理』（勁草書房　2002年）

第2章第6話

註1　対本宗訓　『「枯れて死ぬ仕組み」を知れば心穏やかに生きられる』（KAWADE夢新書　2010年）
註2　田中奈保美　「はじめに」の註6と同じ　『枯れるように死にたい～「老衰死」ができないわけ』
註3　小林良裕・藤原葉子他　『がん性疼痛緩和ケアマニュアル　第2版』（勤医協中央病院ホスピスケアセンター編　2013年）
註4　白山宏人　「地域医療連携で支える　非がん患者のエンドオブライフ・ケア」（日本内科学会雑誌106巻　1224～1230頁　2017年）

第2章第9話

註1　仲　紘嗣・伊古田俊夫他　「幻覚を伴った激しいせん妄が環境変化により著減し、脳病理所見が軽度であった百寿者のVaDとADの混合型認知症の一例」（老年精神医学雑誌24巻　810～816頁　2013年）
註2　高津光洋　『検死ハンドブック　改訂3版』（156～163頁　南山堂　2016年）
註3　R. K. Haugen, F. Lauderdale: The Café Coronary～Sudden Deaths in Restaurants. JAMA（186

巻：１４２～１４３頁　１９６３年）

註４　Lars Oesterhelweg, Stephan A. Bollinger, et al: Virtopsy Postmortem Imaging of Laryngeal Foreign Bodies. Arch Pathol Lab Med（１３３巻：８０６～８１０頁　２００９年）

第２章第10話

註１　小堀鷗一郎「はじめに」の註7と同じ『死を生きた人びと』（１１８頁）

註２　橋本洋一「報告　平成26年度　死亡時画像診断（Ａｉ）研修会」（北海道医報１１５９号　26～27頁　２０１５年）

第２章第11話

註１　伊古田俊夫『40歳からの「認知症予防」入門』（講談社ブルーバックス　２０１６年）

註２　石飛幸三「はじめに」の註2と同じ『「平穏死」のすすめ』

註３　会田薫子『「胃ろう問題」とは何か』（臨床精神医学45巻　６８１～６８７頁　２０１６年）

第２章第12話

註１　長尾和宏・丸尾多恵子「はじめに」の註8と同じ『親の「老い」を受け入れる』

註２　森岡恭彦『インフォームド・コンセント』（ＮＨＫブックス　１９９４年　２０００年）

註３　秋葉悦子『人格主義生命倫理学』（創文社　66～67頁　２０１４年）

第２章第13話

註１　田内　久・佐藤秩子・渡辺　務『日本の百寿者』（中山書店　１９９７年）

註２　デヴィッド・スノウドン著・藤井留美訳『１００歳の美しい脳（普及版）』（ＤＨＣ　２０１８年）

註3　萩原信宏『人生　100年への挑戦　生きがい、健康、ふれあい』（旭川市　銀座通り内科クリニック　2019年［非売品］）
註4　仲　紘嗣『せん妄は心の叫び～百六歳・母の晩年』（文芸社　2014年）
註5　高尾昌樹・美原　盤他「脳神経病理学からみた脳の加齢とは」（老年精神医学雑誌29巻　696～703頁　2018年）
註6　石飛幸三『「平穏死」という選択』（幻冬舎ルネッサンス新書　202頁　2012年）
註7　小堀鷗一郎「はじめに」の註7と同じ『死を生きた人びと』
註8　白山宏人　第6話の註4と同じ『地域医療で支える　非がん患者のエンドオブライフ・ケア』

第3章1
註1　犬尾英里子・齋藤正彦「認知症の身体合併症の治療、終末期医療の考え方」（老年精神医学雑誌26巻　406～412頁　2015年）

第3章2
註1　池田　学『認知症』（中公新書　2010年）
註2　小田陽彦「フランスで抗認知薬保険償還が終了」（老年精神医学雑誌29巻「巻頭言」　1126～1127頁　2018年）

第3章3
註1　中島みち『「尊厳死」に尊厳はあるのか』（岩波新書　2007年）

註2　大井　玄　『「痴呆老人」は何を見ているか』（新潮新書　２００８年・２０１１年）

第3章5

註1　平野国美　『看取りの医者』（小学館文庫　２０１１年）
註2　柴田久美子　『幸せな旅立ちを約束します　看取り士』（コスモ21　２０１３年）
註3　白山宏人　第6話の註4と同じ　『地域医療連携で支える非がん患者のエンドオブライフ・ケア』
註4　高橋繁行　『看取りのとき』（アスキー新書　29～34頁　２００９年）

おわりに

註1　津村節子　『紅梅』（文藝春秋　２０１１年）
註2　長野県民医連新聞　「問われるのは、福祉か？　刑事責任か？」（２０１８年5月20日号外）
註3　中村仁一　「はじめに」の註9に同じ　『大往生したけりゃ医療とかかわるな【介護編】』

資料2

註1　石飛幸三　第2章第13話の註6と同じ　『「平穏死」という選択』

資料3

註1　岡田晋吾　『病院から在宅まで　ＰＥＧ胃瘻ケアの最新技術』（94頁　照林社　２０１０年）
註2　中島みち　第3章3の註1に同じ　『「尊厳死」に尊厳はあるのか』
註3　Thomas E. Finucaine Colleen Christmas, et al.「Tube Feeding in Patients With Advanced

Dementia-A Review of the Evidence」（JAMA 282巻　1365～1370頁　1999年）
註4　倉　敏郎・日下部俊郎・他　「総説　PEGの造設と交換～本邦におけるPEGの現状」（日本消化器内視鏡学会雑誌55巻　3527～3547頁　2013年）
註5　大井　玄　第3章3の註2と同じ　『「痴呆老人」は何を見ているか』

資料5
註1　香山リカ　『「看取り」の作法』（祥伝社　150頁　2011年）
註2　黒田寿美恵・舟橋眞子・他　『看護学分野における「その人らしさ」の概念分析』（日本看護研究学会雑誌40巻　141～150頁　2017年）
註3　佐治守夫・飯長喜一郎　第4話の註5に同じ　『ロジャーズ　クライエント中心療法［新版］』

資料6
註1　宮沢賢治　『雁の童子』（岩崎書店　「銀河鉄道の夜」　1986年　21刷）
註2　野中俊彦・江橋崇　編著　『憲法判例集』（有斐閣新書　147頁　2010年　第10版）
註3　「特集　尊厳死は誰のものか」『現代思想』（第40巻　53～245頁に18論文　2012年）
註4　児玉真美　『死の自己決定権のゆくえ』（大月書店　2013年）

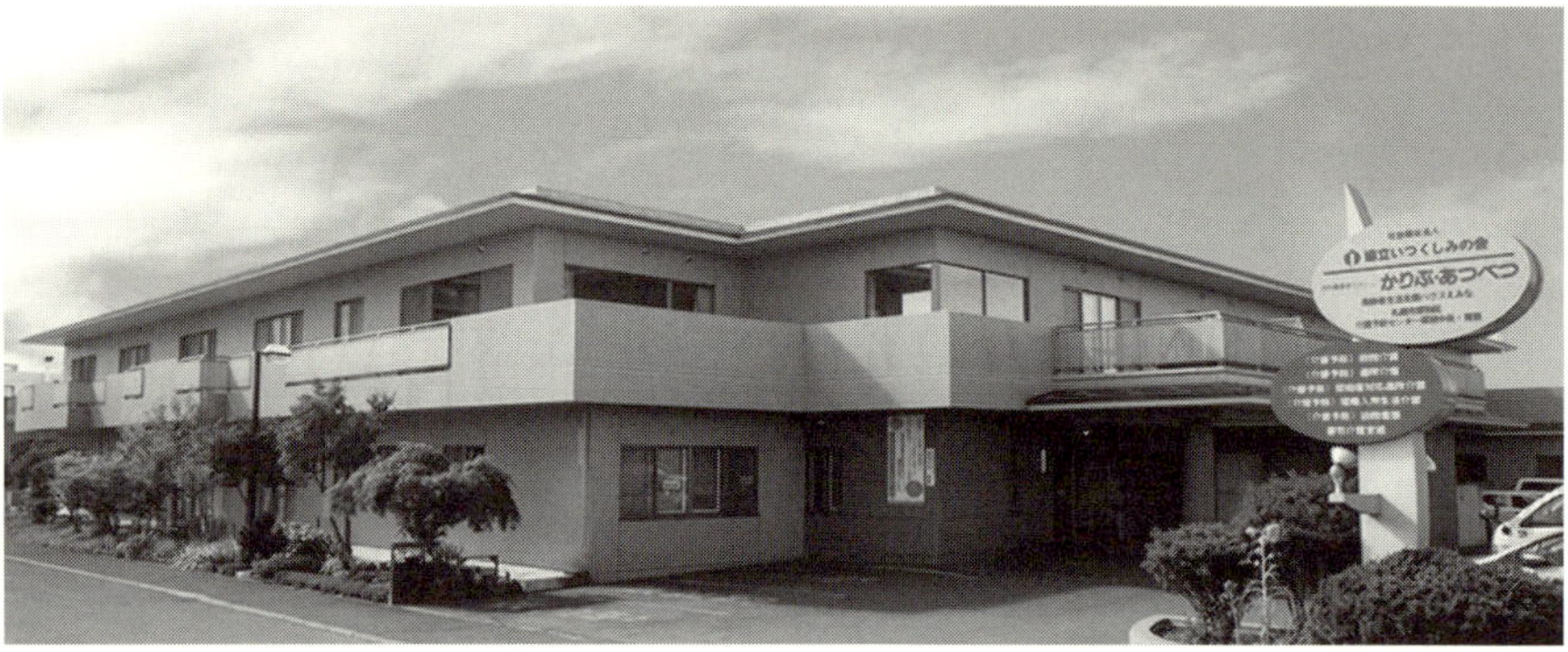

特別養護老人ホーム　**かりぷ・あつべつ**
社会福祉法人協立いつくしみの会
〒004-0055　札幌市厚別区厚別中央５条６丁目 5-20
☎011-896-1165　ファックス 011-894-4404
Ｅメール　itukusimi@karipu.jp
ホームページ　http://karipu.jp/

著者プロフィール

仲　紘嗣（なか　ひろじ）

1942（昭和17）年5月生まれ。北海道滝川市江部乙出身

1968（昭和43）年3月北海道大学医学部卒業

2000（平成12）年6月同大学にて博士（医学）取得

職歴：1971年4月、北海道勤労者医療協会入職。
　　　2010年6月〜、特養「かりぷ・あつべつ」医務室勤務。

趣味：木版画・水彩画・箏

著書：『せん妄はこころの叫び〜百六歳・母の晩年』・文芸社・2014年。

写真：口絵付図②の原画および口絵裏は当施設生活相談員の長谷川優氏提供。

「自分らしく生き、そして逝く〜高齢者医療のあり方を学ぶ」

2019年11月20日　発行

著　　者：仲　紘嗣

編集協力：社会福祉法人 協立いつくしみの会

装　　幀：堀野哲哉

発 行 所：株式会社 共同文化社
〒060-0033 札幌市中央区北3条東5丁目
電話（011）251-8078
http://kyodo-bunkasha.net/

印刷・製本：株式会社 アイワード

ISBN978-4-87739-334-2 C0047